NYの人気セラピストが教える

自分で心を手当てする方法

ガイ・ウィンチ＝著　高橋 璃子＝訳

EMOTIONAL FIRST AID

Healing Rejection, Guilt, Failure,and Other Everyday Hurts

GUY WINCH, PH.D.

かんき出版

この本で紹介する治療法はすべて、
最新の心理学の研究成果にもとづくものです。
正式な査読を経て有名な学術誌に掲載された、
信頼できる理論を根拠にしています。

NYの人気セラピストが教える

自分で心を手当てする方法

CONTENTS

第2章　誰ともつながっていないと感じるとき——孤独

第3章　大切なものを失ったとき
——喪失、トラウマ

第5章

悩みが頭から離れないとき
——とらわれ、抑うつ的反芻

第6章 何もうまくいかないとき
——失敗、挫折

第7章 自分が嫌いになってしまったとき
——自信のなさ、自己肯定感の低下

本文デザイン・DTP／松好那名（matt's work）
カバー写真ⓒLaurence Monneret/gettyimages

Introduction

体の不調は手当てするのに、なぜ心の不調を放置するのか?

風邪を引いたとき、何をしますか？

10歳の子どもにそう尋ねたら、「暖かくしてよく眠る」という答えがすぐに返ってくることでしょう。

じゃあ、転んで膝をすりむいたら？

「きれいに洗って、絆創膏《ばんそうこう》を貼る」

子どもでもすぐに答えられますね。

では、そのような手当ては、何のためにあるのでしょうか？

そのほうが早く治るし、症状の悪化をふせげるからです。


もしも風邪を放置すれば、悪化して肺炎になります。

すり傷を放置すれば、細菌が入って化膿します。

骨折を放置すれば骨がおかしな方向にくっついて、うまく歩けなくなるかもしれません。

子どもだってそれくらいのことは知っています。体をケアする方法を、幼いうちから学んでいるからです。

では、こんな質問をしたらどうでしょう。

「誰かに無視されて心がグサッと傷ついたとき、どうする？」

「大きな失敗をして落ち込んだら？」

「大事な人がいなくなってつらいとき、どうすればいい？」

今度は大人でも、うまく答えられないのではないでしょうか。


私たちは日々、さまざまな心の痛みに出会います。

孤独だったり、自分に自信がなかったり、ショックな体験をしたり、罪悪感が頭から離れなかったり。

でも、そんな心の痛みをどうやってケアすればいいか、その方法はあまり知られていません。

「つらいときは身近な人に話をすればいいんだ」と言う人もいるでしょう。しかし、最近の研究で判明したことですが、人に話すことで傷がいっそう深くなる場合もあるのです。

それを知らずに**まちがった手当てを続けていると、治るものも治らなくなります**。

心の傷は自分で手当てできる

私たちは体の不調をうまく手当てできるのに、なぜ心の不調になるとお手上げなのでしょう？

その答えは、**心の手当ての方法を学んでこなかったから**です。

心の手当てというと、精神科医やカウンセラーにまかせるべきだと思うかもしれません。しかし多くの場合、それがベストの方法とは言いきれません。症状にくらべてコストがかかりすぎるからです。

ちょっと落ち込むたびに精神科に行く必要はないのです。軽い咳が出るたびに内科に行く必要がないのと同じです。

ただし、何も手当てしないでいると、悪化して病院に駆け込むはめになります。

だから心の痛みにも、シンプルな救急箱を用意しておきましょう。

みなさんの家にも、体の痛みにそなえて、絆創膏や頭痛薬が常備されていると思います。

一方、心の痛みにそなえて何かを用意している人は、あまりいないのではないでしょうか。

体の痛みと同じくらい、心の痛みはよく起こります。本書で取り上げた7つの「傷」は、誰もが日常的に経験する症状です。とてもありふれていて、しかも大きな痛みをともないます。

そうした痛みを緩和し、悪化をふせぐ方法を知っておけば、傷が深刻になる前に自分で治すことができます。

心の救急箱は、心を健康に保つための必須ツールなのです。

「心の病気」と呼ばれるものも、初期の正しい手当てによってふせげることが少なくありません。手当てをしないで放置しているから、こじらせてどうしようもなくなってしまうのです。

こじらせればこじらせるほど、治療は長引き、困難になります。早めの応急処置は、痛みをやわらげるだけでなく、重い病気を予防するためにも大切なのです。

私たちは心の痛みの程度をうまく判断できず、そのまま我慢しがちです。

体の痛みなら、みなさんよくご存知ですよね。単なる切り傷なのか、縫合が必要なほど深い傷なのか。軽い打ち身なのか、それとも骨が折れているのか。

ところが心の痛みになると、手当てどころか痛みの程度を判断することさえ難しいのが現状です。その結果、ひたすら痛みを我慢しつづけて、生活に支障をきたすところまで悪化させてしまいます。

まるで膝のすり傷が化膿していることに気づかず、歩けなくなるまで放置するようなものです。

仮に対処法がないなら、それもしかたないことです。しかし実際には、心の傷に有効な対処法が次々と発見されています。最近の心理学の進歩は、私たちが日々直面する心の痛みに対して、有効な治療の選択肢をいくつも提示してくれているのです。

本書では日常的な「心の傷」を章ごとにひとつ取り上げ、それを手当てするための方法を紹介します。すべて科学的な実験によって効果が実証されたやり方です。

これを読めば、体の傷に絆創膏を貼るように、心の傷を自分でうまく手当てできるようになるでしょう。

この本の使い方

この本では、私たちが日々直面する7つの心の傷を取り上げて、その症状と手当ての方法を紹介します。それぞれがひとつの章として独立しているので、興味のある章から読んでいただいて結構です。

もしも余裕があれば、全体を通して読んでみてください。ここに出てくる基本的な傷とその対処法を知っておけば、いつか自分や家族が心を痛めたときに役立つからです。

各章はそれぞれ2つのパートでできています。

前半は傷についての説明です。

何が原因で、どんな症状を引き起こすのか。目に見える症状だけとはかぎりません。自分では気づかない側面や、あまり知られていない合併症もあります。

たとえば孤独なとき、「寂しい」と感じる気持ちはわかりやすい症状です。その一方で、孤独をこじらせると体に深刻なダメージを受け、寿命が短くなるという事実はあまり知られていません。さらに、孤独な人は自滅的な行動をとりやすいため、放っておくと自分をさらなる孤独に追い込んでしまうという側面もあるのです。

章の後半は、痛みをやわらげて悪化をふせぐための「手当て」の方法を紹介します。選択肢をいくつか紹介し、どんなときにどの手当てをすればいいかという使い方をわかりやすく説明します。また、副作用の可能性がある場合は「使用上の注意」も明記してあります。

この本で紹介するのは応急処置の方法であり、医師やカウンセラーの代わりになるものではありません。ですから各章の終わりには、専門家の助けを求めるべきかどうかを判断するためのガイドラインも示しています。

この本で紹介する治療法はすべて、最新の心理学の研究成果にもとづくものです。正式な査読を経て有名な学術誌に掲載された、信頼できる理論を根拠にしています。

それぞれの研究や治療法に興味がある方は、巻末の参考文献を参照してください。

第 1 章

自分を受け入れてもらえなかったとき

——失恋、いじめ、拒絶体験

日々の生活のなかで、人に受け入れてもらえないことはよくあります。

好きな人にふられたり、友達から仲間外れにされたり、話しかけたのに無視されたり。

そんなとき、とてもつらい気持ちになりますよね。

心理学では、こうした体験を**拒絶**と呼びます。


子どものころから、人はさまざまな拒絶を経験します。

みなさんにもこんな記憶がありませんか？

同じクラスの子を遊びに誘ったのに、断られた。チーム分けで自分だけ取り残された。誕生日パーティーになぜか呼ばれなかった。仲のよかった友達が、別のグループに移ってしまった。みんなに陰口を言われたり、いじめられたりした。

ようやく子ども時代を生き延びても、さらに多種多様な拒絶が待っています。

恋人からメールの返信がこない。会社の面接で落ちた。パートナーに夜の誘いを断られた。友人に冷たくあしらわれた。自分の娘に無視された、などなど。

そうした**拒絶体験は、心のすり傷のようなもの**です。

ヒリヒリと鋭い痛みが特徴です。傷が深すぎて止血が必要な場合もありますが、たいていは自然にふさがる程度の傷ですむことが多いようです。

とはいえ、甘く見てはいけません。その傷が心と体にどんな影響を与えるか、正しく知っておきましょう。

拒絶体験をこじらせると、心と体に大きなダメージを受けることになるのです。

拒絶体験が引き起こす症状

拒絶体験が引き起こす症状は、大きく分けて4つあります。

傷の程度は個々の状況や心の健康状態によってさまざまですが、もっとも目立つ症状は心の痛みです。

さらに拒絶の痛みは怒りを引き起こし、自己否定や居場所のなさにもつながります。

傷が浅ければ、たいていは自然に治ります。しかし、たとえ浅い傷でも、汚れたままで放っておけば化膿します。拒絶の傷が心をどんどん蝕み、日常生活に支障をきたすほどになるのです。

とりわけ傷が深い場合は、すぐに手当てしないと悪化する危険が大きくなります。

早めの手当ては傷の悪化をふせぎ、回復を早めます。効果的な手当てをするために、まずは傷の種類と程度を知り、それが人の思考や行動におよぼす影響を正しく理解しておきましょう。

症状1　心がズキッと痛む

待合室に座っているところを想像してください。

部屋には知らない人が二人います。そのうち一人が、何気なくテーブルの上のボールを手にとり、もう一人に向かって放り投げます。相手はボールをキャッチしたあと、部屋を見まわしてあなたにボールを投げます。あなたは難なくボールを受けとめ、最初の人に投げ返します。

次に、最初の人がもう一人に向かってまたボールを投げますが、今度はあなたのところにボールがまわってきません。ボールは最初の人にまた投げ返されます。いつのまにか、あなた以外の二人のあいだだけでボールが行き来しているのです。

さて、あなたはどう感じたでしょう。心が傷つき、いやな気分になったのではないでしょうか。なんとなく自信がなくなる感じがしませんか？

くだらないと思うかもしれません。たかがキャッチボールで、知らない人がボールをまわしてくれないからといって、誰がそんなことを気にするでしょう？

ところが実は、きわめて多くの人が気にするのです[1]。

この状況を再現した心理学の実験があります。二人の他人は実験の協力者で、実験の対象となる人だけが何も知らされていません（まったく違う実験に参加するつもりで待合室に来ています）。何気なくキャッチボールが始まり、最初の1～2回のあとで、自分にボールがまわってこなくなります。

この実験の結果、仲間外れにされた人は「大きな精神的苦痛」を感じることが明らかになりました。

注目すべきは、この実験のシチュエーションが現実の拒絶体験よりもかなり軽度であるという点です。相手はただの他人ですし、キャッチボールなどたわいもない暇つぶしにすぎません。

それなのに、人は大きな苦痛を感じるのです。

だとしたら、日々の生活で直面するリアルな拒絶体験は、人にどれほどのダメージを与えるのでしょう？

仲間外れの恐怖は脳にインプットされている

恋人にふられたとき、私たちは自分で思っている以上に深く傷つきます。仕事の面接で落とされたり、友達の集まりに誘われなかったりしたとき、私たちの心は非常に大きな痛みに襲われているのです。

拒絶体験の痛みは、ほかのどんな精神的苦痛よりも明確な「痛み」として感じられます。「胸が張り裂けそうだ」とか「頬を張られたような」という比喩が使われるのは偶然ではありません。**拒絶体験の痛みを肉体的な痛みにたとえると「麻酔を使わない分娩」や「がんの治療」に匹敵する**という心理学の調査結果もあるほどです。[2]

それにくらべると、不安や失望、欲求不満といったその他のネガティブな感情は（ひどく不快ではありますが）拒絶ほどに強い痛みを引き起こしません。

なぜ拒絶体験の痛みは、そんなにも強烈なのでしょう？

その答えは、どうやら人の進化プロセスにありそうです。[3]

人は社会的な動物です。まだ文明のない時代、仲間に拒絶されることは、そのまま死を意味しました。群れの助けなしには食べ物が手に入らず、危険から身を守る手段がなく、子孫を残すこともできないからです。

仲間外れは、そのまま死刑宣告を意味しました。

ですから人の脳にとって、仲間に受容されるかどうかはまさに死活問題なのです。少しでも仲間から排除されそうな経験をすると、私たちの脳は危険を感じて激しく警告を発します。それが痛みとなり、激しい苦痛を引き起こすのです[4]。

このことは脳のスキャンを見ても明らかです。

誰かに拒絶されたとき、私たちの脳内では肉体的苦痛とまったく同じ部分が活性化します[5]。実際、キャッチボール実験の前にアセトアミノフェン（頭痛薬などの成分）を服用すると、精神的苦痛が軽くなることがわかっています[6]。

コンピューターに仲間外れにされる実験

数年前、アンジェロとマーサという夫婦が私のセラピーにやってきました。

アンジェロはリストラで職場を解雇され、それから半年たってもまともに仕事を探していないそうです。

「あの会社に20年も勤めたんですよ」とアンジェロは傷ついた表情で言いました。「みんな仲間だと思っていたのに。なぜ僕がこんな仕打ちを受けなきゃならないんです？」

最初のうちはマーサも同情していたのですが、一向に立ち直る様子のないアンジェロを見るうちに不満がつのってきました。いつまでもうじうじしていないで、次の仕事を探せばいいのに……。

アンジェロ自身も、自分のふがいなさに苛立っていました。なんとか自分を駆り立てて仕事を探そうとするのですが、どうにも腰が上がりません。「傷ついてる場合じゃないぞ」と自分に言い聞かせても、一向に立ち直れません。
頭では立ち直るべきだとわかっているのに、気持ちがついていかないのです。理性や常識は、拒絶の痛みに苦しむ人に対して、論理的な説得はあまり役に立ちません。理性や常識は、拒絶の痛みをやわらげる助けにはならないようです。

先ほどのキャッチボール実験には、コンピューターを使った「サイバーボール課題」というバージョンがあります。参加者は待合室の人の代わりに、画面上のアバターとキャッチボールをします。実験中は知らされていませんが、アバターは人が操作しているのではなく、プログラムで自動的に動いています。
傷ついた参加者に「相手は人ではなくただのプログラムだ」と説明しても、苦痛は軽減しませんでした。[7] さらに別の参加者たちには「相手は悪名高い人種差別主義者だ」と説明しましたが、それでも仲間外れにされた痛みは軽減しませんでした。[8]
心理学者たちはそれだけでは飽きたらず、今度はサイバーボールならぬ「サイバー爆弾《ボム》」で同じ実験をしました。[9] コンピューター上のボールがランダムに爆発し、そのときボールを持っている人が死ぬという設定です。それでも、やはり参加者は同じように傷つきました。たとえ爆発するボールでも、仲間外れにされるよりは自分に投げてもらいたいのです。

症状2　怒りを感じ、攻撃性が高まる

拒絶体験は痛みだけでなく、怒りと攻撃性を引き起こします[10]。

自分を拒絶した人に怒りを覚えるのは当然ですが、ときには無関係な人たちに怒りが向くこともあります。いわゆる「八つ当たり」です。

世の中のドアや壁たちは、このことをよく知っています。失恋した人の拳を、彼らは幾度となく受けとめてきたからです（ただしコンクリート壁の場合、壁よりも殴った人の骨のほうがダメージを受けますが）。

壁を殴るなんて乱暴なやつだ、と決めつけないでください。**どんなに心やさしい人でも、拒絶された直後は多かれ少なかれ攻撃的になります。**ほんのささいな拒絶体験が、普段は温厚な人をひどく攻撃的に変えることも珍しくありません。

たとえばサイバーボール実験が終わった直後、参加者たちは無関係な人に悪態をつく機会を与えられました（相手がキャッチボールの操作に関わっていないことは明確に説明済み）。その結果、キャッチボールの仲間外れにされた参加者は、そうでない人よりもずっ

と大きな声で、長い時間にわたって相手をののしったのです。

悪態の代わりに、激辛ソースを無理やり食べさせるというバージョンもあります。

この場合も、拒絶体験をした参加者は、そうでない人より4倍多く激辛ソースを盛ることがわかりました。ひどくまずい飲み物を飲ませたり、聞くに堪えない音を聞かせる実験でも同様の結果となりました。科学者もよく次から次へと罰ゲームを思いつくものです。

しかし、冗談ですまされないこともあります。拒絶体験の傷を手当てせずに放置すると、高まった攻撃性はまわりの人間へと向かいます。その攻撃性は、ときには激辛ソースよりもずっとたちの悪いものになります。

いじめ・失恋と銃乱射事件

拒絶体験をきっかけにした暴力事件や自殺がニュースになることは珍しくありません。恋人に捨てられた恨みで刃物を持ちだしたり、会社をクビになった従業員がキレたりした事件をあなたも目にしたことがあるでしょう。

2001年にアメリカ公衆衛生局が発表したレポートによると、拒絶体験は若者の暴力を引き起こす重大なリスクであり、その影響はギャングや貧困、ドラッグよりも深刻であるとされています。[11] また、カップルや夫婦間での暴力も、拒絶体験によって引き起こされることが多いそうです[12]。

実際、夫が妻を殺害した551件の事件を分析した結果、その半数近くが離婚や別れ話に起因していました。

学校での銃乱射事件にも拒絶体験が大きく関わっています[13]。1999年のコロンバイン高校銃乱射事件を含む15件の事件のうち、犯人が異性にふられたり、クラスで仲間外れにされたりしていたケースが13件にのぼりました。そして多くの場合、犯人は自分をいじめた相手や失恋した相手を最初のターゲットに選んでいました。

拒絶体験がかならず暴力に結びつくわけではありません。誰かに拒絶されても、大多数の人は暴力沙汰を起こさずに乗り越えます。

それでも、拒絶体験と暴力性とのあいだに強い関連があることは事実です。

拒絶体験の痛みは、人を思いもよらない行動に駆り立てることがあるのです。

症状3 自分が価値のない人間に思える

手痛い拒絶を体験したり、拒絶が何度も繰り返されたりした場合、自分が価値のない人間のように思えてきます。過去に拒絶された体験を思いだすだけでも、一時的に自信が大きく下がることがわかっています[14]。
拒絶されて自尊心が傷つくと、心のなかで自己否定の気持ちが高まります。自分で自分のことを嫌いになるのです。すると、自分にまで拒絶されて、さらに自信がなくなる……という悪循環が始まります。

わざわざ自分の手で傷口を広げているようなものです。

これを放置すると、傷はどんどん悪化します。

先ほど紹介したアンジェロが失業したのは、会社のコスト削減のためでした。部署単位でのリストラでしたが、それでも彼は拒絶されたと感じました。長年一緒に働いてきた仲間から「おまえは要らない」と言われた気がしたのです（「みんな仲間だと思っていたのに。なぜ僕がこんな仕打ちを？」）。

そのためアンジェロは、仲がよかった同僚たちといっさい連絡をとらなくなりました。どうせ否定され、バカにされて、いやな思いをするだけだと思ったからです。好意的なメールが来ても無視しました。仕事の口があるという話にも乗りませんでした。

数カ月もすると、誰も彼に連絡してこなくなりました。

アンジェロは思いました。

「ほら見ろ、やっぱりあいつらは、僕のことなんてどうでもよかったんだ！」

あなたが思うほど人はあなたの欠点を見ていない

このような反応は、とくに珍しいものではありません。拒絶を個人攻撃のように感じ、ものごとを悪いほうに考えてしまう傾向は誰にでもあります。

好きな人にふられたときのことを思いだしてください。

「なぜだめだったんだろう」と考えているうちに、自分の欠点ばかりが頭に浮かんできませんでしたか？　見た目がいまいちだから、趣味がよくないから、話がつまらないから、お金がないから、若くないから……。

ですが実際のところ、相手はそんな欠点に気づいてもいない場合が多いのです。あなたは自分が否定されたように感じるでしょうが、相手はただ別の事情があっただけかもしれません。

これと同様によくあるのが、起こった出来事を必要以上に一般化しすぎる傾向です。いつも自分はだめなんだ。誰も自分のことなんか好きになるわけがないんだ。もう一生ひとりぼっちに決まってる……。以前失恋したとき、そんなふうに考えませんでしたか？

あるいは「なんであんなことをしたんだろう」と過去の自分を責めることもよくありま す。恋人と別れたあとで、会話や行動をいちいち思い返しては致命的なミスを探さなかったでしょうか。「あと1時間早く電話していれば」「あの最後の1杯さえ飲まなければ」「うっかりアニメキャラの下着なんかつけていたせいで……」

しかし現実には、何かひとつの致命的なミスで拒絶されることはめったにありません。一般的に言って、好きな人にふられる（あるいは面接で落とされる）のは、単に相性が合わなかったからです。相手の求める人物像と違っていたとか、相手が必要としていた条件に合わなかったという理由です。

あなたが考えるほどには、相手はあなたを悪く思っていないのです。

ただでさえ拒絶で傷ついた心に、根拠のない批判を投げつけるのは残酷すぎます。自分の傷口に塩を塗る必要はないのです。

症状4 人とのつながりが不足する

人には、誰かに受け入れられたいという基本的な欲求があります。[15] この欲求が満たされないままでいると、人は心身に大きなダメージを受けます。

とはいえ、機会がないなどの理由で、人とのつながりを持つことが難しい人もいるでしょう。

私のセラピーを受けていたデイヴィッドという若者は、とりわけ不利な条件を抱えていました。生まれつきの病気のせいです。

デイヴィッドは珍しい遺伝病にかかっていました。この病気の人は体にさまざまな障がいがあり、たいていは若くして亡くなります。デイヴィッドの症状は比較的軽い部類でしたが、それでも幼いころから数多くの手術を受け、入退院を繰り返していました。

この病気は体の機能だけでなく、見た目にも影響をおよぼします。筋肉と骨格の異常で歩き方が不安定ですし、顔もほかの人とは違っています。デイヴィッドの上唇はめくれ、下あごは大きく落ちくぼみ、歯並びもかなり不揃いでした。唾液がうまく調整できず、油断するとよだれを垂らしてしまいます。

この病気の人は体を動かすことが困難だったり、病気の治療が必要だったりするため、学校に通えないこともよくあります。しかしデイヴィッドは健康状態が比較的よかったので、子どものころから地元の学校に通うことができました。

ただし、そのせいで大きな重荷を背負うことにもなったのです。

彼の外見や動作を見て、まわりの子どもは彼を遠ざけました。あからさまな嫌がらせを受けることもありました。

誕生日パーティーに呼ばれたことは一度もなく、友達と呼べる人は一人もいませんでした。食堂では、誰も彼のいるテーブルに近寄ろうとしません。筋力が弱くて運動が苦手なので、放課後にスポーツを習うこともできませんでした。障がい児向けのクラブ活動にも参加してみましたが、これといった障がいがあるわけでもないので、やはりうまく溶け込めません。

どこにも居場所のないデイヴィッドは、仲間がほしいという欲求がまったく満たされないまま、子ども時代を過ごしました。中高生になっても事情は同じです。彼はつねに拒絶され、ひどい仕打ちを受けて、ぼろぼろに傷つきながら生きてきました。

私がデイヴィッドに出会ったのは、彼が高校を卒業した直後、数カ月後に大学入学を控えた時期でした。

デイヴィッドの孤独な戦い

デイヴィッドは大学生活を楽しみにしていましたが、不安もかなりありました。新たな環境に身を置くということは、また一連のひどい扱いを最初から繰り返すかもしれないということです。幼いころから拒絶されつづけたデイヴィッドにとって、知らない人に会うことは恐怖でした。

「僕のことを見ると、まずみんな目をそらすんです」

初回のセラピーで、彼はそう言いました。

「それだけならまだいいけど、そのあと陰でこそこそ笑われることもあります」

たしかに第一印象には問題があるかもしれない、と私は認めました（本人が何度も経験してきたことを否定してもしかたありません）。それなら、第一印象をくつがえすために、何ができるでしょうか？

デイヴィッドと私は、いろいろな対人関係のシチュエーションでどう行動するかを話し合いました。そこで判明したのは、デイヴィッドの対人スキルが非常に未熟であるという事実です。彼はずっと孤立して生きてきたため、自然な会話や行動の流れを知りませんでした。

そこで私たちは、入学までに対人スキルの集中特訓をおこなうことにしました。ありそうな場面を想定し、上手な対応のしかたを練習するのです。また、心構えについても話し合いました。相手が目をそらしたり避けたりするのは悪意ではなく、病気の知識がないから戸惑っているのだと説明しました。

さらに、不器用な歩き方やよだれのせいで周囲の人が引いた場合に、どうやってその場を切り抜けるかというアイデアも出し合いました（たとえば、そのことを自分でネタにするなど）。

こうしてデイヴィッドは着実に対人能力を高めていきました。いやな目にも遭うかもしれませんが、うまく切り抜けるスキルは十分に身についています。デイヴィッドは自信に満ちた表情で、入学の日を迎えました。

次に会ったのは、大学入学の1週間後のことです。

誰にも受け入れてもらえなかった新学期

部屋に入ってきた瞬間から、デイヴィッドが落ち込んでいることは一目瞭然でした。彼はソファにぐったりと沈み込み、力なくため息をつきました。

「早めに最初の授業に行って、いちばん前の席で待ってたんです。そうしたら、誰もその列に座りませんでした。だから次の授業では真ん中の列に座って待ちました。僕より前の列は埋まっていたし、後ろにもたくさん人がいたけど……僕の座った列だけは、誰ひとり座らなかったんです」

デイヴィッドはそれでもあきらめず、次の授業ではみんなが席に着いてから座ることにしました。

「空いてる席に行って、両隣の人に軽くあいさつしたら、気まずそうな顔をしてました。

一人は授業が始まったら、2つ離れた席に移りました。もう一人は二度と僕のほうを見なかったし、授業が終わった瞬間に大急ぎで教室を出ていったんです。そのあとも同じことの繰り返し。みんな僕のことをじろじろ見たり、さっと目をそらしたり。誰も話しかけてくれないし、目を合わせてもくれない。学生だけじゃなく、教授もですよ」

私はデイヴィッドの話を聞いて、ひどく落胆しました。少しはポジティブな体験をしてもらえるのではないかと期待していたのです。けっして高望みをしたわけではありません。ほんの少しでも好意的な反応が得られれば、彼の新生活はずっといいものになるはずでした。

そのために3カ月かけて対人スキルの特訓をしてきたのです。それなのに、練習の成果を発揮するチャンスさえありませんでした。誰もそばに近寄らず、目も合わせてくれないのでは、会話のきっかけをつかむこともできません。

デイヴィッドはすっかり意気消沈していました。このままでは、完全に人づきあいをあきらめてしまうかもしれません。ただでさえ拒絶の傷は痛いのに、彼はすでに普通の人が一生かけて受けるよりも大きな痛みを引き受けてきたのです。

私はなんとしてもデイヴィッドを助けたいと思いました。最初の週はダメでも、あきらめずに挑戦すればそのうち事態が好転する可能性はあります。

そのためにも、まずは傷を癒すことが先決でした。入学後の1週間で受けた生々しい傷を手当てし、ふたたび立ち上がるための体力をつけなくてはいけません。

拒絶体験の傷を手当てする方法

拒絶体験は心を傷つけますが、必ずしも手当てが必要な傷ばかりではありません。サイバーボール実験の参加者たちは傷つきましたが、その程度なら放っておいてもそのうち元気になります（実際には傷を残さないために、実験後にその意図が十分に説明されました）。あらゆる拒絶体験を深刻に捉えすぎる必要はありません。

しかし、立ち直るのが難しいときもあります。

拒絶体験のなかには、人生に大きな影響を与えたり（アンジェロのリストラ）、何度も繰り返されるものがあります（学校や職場のいじめ）。デイヴィッドのように、ひどい拒絶を繰り返し受ける場合もあります。

そうした傷を放置するのは危険です。

傷を悪化させないために、救急箱を開いて適切な手当ての方法を確認しましょう。

手当ての前に知っておいてほしいこと

拒絶体験による主な症状には、**強い痛み、怒り・攻撃性、自己否定、孤独感**の4つがあり、それぞれに適した処置が必要になります。

傷を悪化させないためには、早めの手当てが肝心です。ここで紹介するのはあくまでも応急処置なので、すでに合併症を引き起こしたような重い症状には適用できません。この章の最後に重症かどうかの見分け方を示しますので、当てはまる場合は無理をせずに心の専門家に相談しましょう。

ここにあげる治療法には、特定の症状に特化したものもあれば、複数の症状に効くものもあります。使用する順番に並べているので、AからDの順に試してください。

手当てA（自己否定を言い負かす）およびB（自信を注入する）は、主に痛みと自己否定に効く方法です。

手当てC（つながりの感覚を取り戻す）は孤独を癒し、仲間への欲求を満たします。

以上の3つは、怒りと攻撃性にも効果があります。

治療法D（痛みへの感度を下げる）は必要に応じて適用しますが、副作用の可能性があるので使用上の注意を事前に確認してください。

手当てA　自己否定を言い負かす

過去の行動を反省するのはいいことです。ただし、傷が癒えていないうちは、あまりやりすぎてはいけません。

「何がいけなかったんだろう」と考えているうちに、自分の欠点ばかり見えてくることがあります。何もうまくいかない気分になり、「どうせ自分なんかだめだ」という自己否定に陥ってしまいます。

自分の欠点を列挙したり、過去の行動のあら探しをしていると、拒絶体験の傷はよけいに痛みます。そうやって何度も傷口をこじ開けていたら、治るものも治りません。

だから**拒絶体験をしたときは、自分に甘いくらいでいい**のです。傷口を保護し、治してやるのが先決です。

とはいえ、自己否定の声を無視するのは簡単ではありません。油断すると頭のなかに「だから自分はだめなんだ……」という声が響いてきます。

その声に負けないためには、自己否定の内容に反論し、自分にやさしい考え方を採用するのが効果的です。自分を必要以上に責めないように、公平な見方を手に入れましょう。

自己否定に反論するエクササイズ

1　自分に対する批判やネガティブな考えを、紙に書きだす。
2　1で書いた考えに対して、それとは違う可能性を紙に書いてみる（ひとつの批判に複数の反論を書いてもOK）。
3　否定的な考えが頭に浮かぶたびに、2で書いた反論を頭のなかで復唱する。

反論の例：好きな人にふられた場合

長年セラピストの仕事をしていると、ありとあらゆる恋の悩みを耳にします。ふられる側だけでなく、別れを切りだす側の気持ちを聞くこともよくあります。

愛の告白を断ったり、恋人との別れを決意したりするには、実にさまざまな理由があります。**ほとんどは、ふられた側の欠点とは無関係な理由**です。

好きな人に拒絶されても、自分のせいだと思う必要はありません。可能性はいくらでも考えられるのです。

・自分に魅力がないのではなく、たまたま相手の好みに一致しなかった（長髪が好きなのに、あなたがスキンヘッドだった）。

・ライフスタイルの不一致（相手は生粋のインドア派なのに、あなたは森をさまようアウトドア派だった）。
・相手の家庭の事情や、個人的な問題（昔の恋人が思いがけず戻ってきた）。
・劣等感や引け目を感じた（あなたは仕事で成功しているのに、相手は全然仕事が見つからない）。
・相手の性格的な問題（人と親密になるたびに逃げだしてしまうタイプや、自分に自信がなさすぎて誰のことも信じられないタイプ）。
・タイミングの問題（あなたは早く結婚したいのに相手は違った。あなたは時間をかけて愛を深めたかったのに、相手は今すぐ体の関係を持ちたがった）。

ここにあげた理由はどれも、ふられた側に何の落ち度もないケースです。自分の何が悪かったのかと考えてもしかたありません。悪いことなど何もなかったのですから。

手当てAのまとめ

用法・容量……拒絶体験をした直後から使用可。自己否定的な考えが頭に浮かんだら、何度でも繰り返し使用する。

主な効果……心の痛みをやわらげ、自己嫌悪をふせぐ。

その他の効果……怒りを弱め、攻撃衝動を抑える。

手当てB　自信を注入する

拒絶されて自信をなくしているときは、自分の長所を思いだすのが効果的です。[16]

たとえば男性にふられたときは、鏡に向かって「大丈夫、私はかわいい！」と声に出して言ってみましょう。不思議と気分が軽くなってきませんか？

とはいえ、そう簡単にいかないこともあります。

先ほどのデイヴィッドは、病気のせいであらゆる人から拒絶されました。子どものころからそうでしたし、大学でも同級生や教授から露骨に避けられたのです。深く傷ついたことは言うまでもありません。

そこから立ち直らせるためには、少しでも自信を取り戻してもらうことが不可欠でした。「やっぱりダメだ」という考えのままでは、人に近づく気になれないからです。

デイヴィッドは学校でもセラピーでも、約束の時間より早めに到着するのが常でした。新聞をいくつか持ち歩き、待ち時間にスポーツ欄をすみずみまで熟読します。スポーツ全般に詳しく、とりわけ野球にかけては驚くほど博識でした。

彼はヤンキースの大ファンで、その話をするときには人が変わったように生き生きとしました。背すじが伸び、声に自信がみなぎり、流暢にチームのことやプレイの分析を語ってくれるのです。

入学して2週間がたったころ、デイヴィッドは自分以外にも教室に早く現れる人がいることに気づきました。何人かの決まった顔ぶれが、同じようにスポーツ欄を読んでいます。彼らの持ち物を観察したところ、大半はヤンキースファンのようです。

そのなかの誰かに話しかけてみたらどうかな、と私は提案しました。「ヤンキースの話ならきっとうまくいくよ」

デイヴィッドは気乗りしない様子でした。どうせまた無視されると思ったからです。

しかし、ヤンキースがプレーオフ初戦で勝利をおさめたとき、ついに興奮が不安を打ち負かしました。翌朝、彼は教室にいる学生に話しかけ、「ヤンキースのワールドシリーズ制覇は確実だね」と言ってみたのです。すると相手は力いっぱい同意して、ハイタッチを求めてきました。

デイヴィッドは内心、ものすごく驚きました。試しに自分の分析を話してみると、相手はさらに食いついてきました。気づいたときには別の学生もやってきて、デイヴィッドの話を熱心に聞いていていました。

この体験は、デイヴィッドの自信に絶大なインパクトを与えました。

自分に自信を持つと、拒絶の痛みを乗り越えられる

それからは休み時間のたびに野球の話で盛り上がりました。試合内容を分析し、優勝への道のりを熱心に話し合いました。対等に話せる仲間ができたおかげで、デイヴィッドは目に見えて明るくなってきました。

そんなある日、ひやりとする瞬間がやってきました。話に夢中になりすぎ、思いきりよだれを垂らしてしまったのです。

一瞬、パニックに襲われました。それでも彼は必死で落ち着きを取り戻し、セラピーのときに用意していたセリフを思いだしました。

「興奮してよだれを垂らすくらいじゃないと、真のヤンキースファンとは言えないよね」

友人たちは笑い、それから普段どおりに会話に戻っていきました。危機的な状況をうま

く切り抜けたことで、デイヴィッドの自信はますます深まりました。

うれしかったのはある日、いつもより遅く教室に着いたときのことです。教室の入り口に差しかかったとき、彼はいつもの仲間の話し声を耳にしました。

「あれ、ヤンキース博士がいないじゃん。デイヴィッドのやつ今日はどうしたんだよ」

デイヴィッドが教室に入ると、みんなはあたたかく迎えてくれました。

「今まで、誰かが自分の話をしているのは聞きたくなかったんです」デイヴィッドは次のセラピーのときにそう言いました。「だっていつも気持ち悪いとか、悪口しか言われなかったから」

それから、彼の顔いっぱいに笑顔が広がりました。

「でも今では、名前を呼んでくれるんです。ヤンキース博士なんて言われて、僕が輪のなかにいるのが当たり前みたいな感じで。ちゃんと人間として扱ってくれる。そういうのってすごい、本当にすごいことなんです」


自分に自信が持てたおかげで、デイヴィッドは拒絶の痛みから徐々に立ち直ることができました。もちろん長年の傷がすぐに完治するわけではありません。それでも同級生に受け入れられたことで、彼の人生は確実に変化しはじめました。

生まれて初めて、彼は居場所があると感じることができたのです。

自信を注入するエクササイズ

1　自分の性格や特徴のなかで、いいと思うところを5つ選んで紙に書きだしましょう。とくに、拒絶体験のシチュエーションに関係するもの（恋人にふられたあとなら、恋愛に関する長所）を選ぶと効果的です。
（例：気が利く、誠実、聞き上手、思いやりがある、嘘をつかない）

2　その5つの長所を、自分にとって大事な順に並べ替えましょう。

3　上位3つの長所について、思うことを短い文章に書いてみましょう。
文章には次の3つの点を含めてください。
・なぜその特徴が大事だと思うか。
・その特徴のおかげでどんないいことがあったか。
・その特徴は、自分という人間にどんな影響を与えているか。

手当てBのまとめ

用法・容量……拒絶体験をした直後から使用可。必要に応じて繰り返し使用する。
主な効果……心の痛みをやわらげ、損なわれた自信を回復させる。

手当てC　つながりの感覚を取り戻す

拒絶されてつらい思いをすると、人と接するのが怖くなります。

でも、そんなときこそ、あえて人と接する努力をしましょう。人とのつながりはストレス全般を減らす効果があり、とくに拒絶の傷には抜群の効果を発揮するからです。

孤独なとき、人は不安になりがちです。でも誰かと話をすれば、「自分はここにいていいんだ」という感覚が戻ってきます。

ある実験では、好意的な態度の実験者と言葉を交わすだけで、拒絶体験による怒りが減少するという結果が出ました。[17] また中高生を対象とした実験によると、**テキストチャットで見知らぬ人と会話をするだけで、拒絶のあとの自信喪失から回復する効果が見られた**そうです[18]。

周囲の人間のサポートがとりわけ重要なのは、拒絶体験に差別が絡んでいるケースです。この現代社会にあっても、残念ながら差別はなくなっていません。人種、国籍、性別、宗教、障がい、性的指向、年齢などの理由で、多くの人が友人や家族や上司や他人から不当な扱いを受けています。

差別的な拒絶体験の苦痛を味わったときは、自分と同じグループに属する人と話をするのが効果的です。同じ特徴を持つ仲間に支えてもらうことで、怒りや憂うつな気分がやわらぎ、アイデンティティを取り戻し、不当な扱いによって損なわれた自信を埋め合わせることができます[19]。

共通点のある仲間を見つける

仲間を求める気持ちには**代替性**があります。つまり誰かに拒絶されたとき、別の誰かにその穴を埋めてもらうことが可能だということです。

拒絶されるのはつらいですが、逆にチャンスでもあります。それまでの恋人や友人は、自分の性格や生き方に合っていなかっただけかもしれません。もっと自分に合った相手を見つければ、人生はそれまで以上に充実するはずです。

そもそも私たちは、環境に流されて誰かと一緒にいることがよくあります。学校でたまたま同じクラスだったり、職場で同じチームになったり、娘や息子どうしが一緒に遊んでいたり。

要するに、近くにいるから仲良くなっただけかもしれないのです。環境が変われば、連絡がとだえることもあるでしょう。卒業したとたんにメールが来なくなる友人、転職したら飲みに誘ってくれなくなった元同僚。最初は寂しく感じますが、結局はそれでよかったと思えるかもしれません。

自分にぴたりと合った仲間を見つけることができれば、一緒にいるだけでつながりの感覚を取り戻せることがあります。言葉は少なくても、一緒にバスケットボールをしたり、映画を見たりしているうちに、うまく傷が癒えてくるかもしれません。

ただし、人選には注意してください。友人に話を聞いてもらおうとしたのに、理解してもらえずよけいに落ち込む場合もあるからです。共感力にすぐれ、つらい気持ちを思いやってくれる人を探しましょう。

デイヴィッドのように重い病気や障がいを抱えた人は、知らない人にいやな反応をされたり、友人と疎遠になったりしがちです。人に理解してもらうのも簡単なことではありません。

その場合は、がん患者のサポートグループのように、同じ境遇の人の集まりを探してみましょう。同じ痛みを知る人たちと話をすれば、病気や治療から来るストレスがやわらぎ、深い共感と理解が得られるはずです。[20]

心のスナックを用意する

人とつながりたいのに、うまく相手が見つからないときもあります。

映画『キャスト・アウェイ』では、トム・ハンクス演じる主人公が飛行機事故で無人島に流れ着き、たった一人で何年も過ごすはめになりました。彼の孤独をなぐさめてくれるのは、恋人の写真と、荷物に入っていたバレーボールだけ。彼はバレーボールをウィルソンと名づけて友人のように話しかけ、しだいに絆を深めていきます。

まともな食事ができないときにスナックでおなかを満たすように、本物のつながりが得られないときは何か代わりのものを見つけるのもひとつの手です。ボールを人に見立てるだけでも、飢えた心がいくらか満たされます。

心のスナックにはいろいろな形がありますが、親しい人の写真はとくに効果的です。[21]

ある心理学の実験では、参加者たちの机に親しい人の写真か有名人の写真のどちらかを置き、過去の失恋や仲間外れの体験をありありと思いだしてもらいました。その結果、**有**

名人の写真を置いたほうのグループでは気分の大幅な落ち込みが見られたのに対し、親しい人の写真を置いたグループではほとんど気分が落ち込まなかったのです。

中学生の子どもの部屋にロックバンドや女優のポスターが貼ってあるなら、隙を見てやさしい祖父母の写真に貼り替えておくべきかもしれません。

別の実験では、大切な恋人や友人と楽しく過ごしたときのことを思いだすだけで、拒絶体験による攻撃性を軽減できることがわかりました。親しい人からのメールを読んだり、大好きな人の動画を見たり、大切な人にもらった物にふれるのも効果的です。

次に誰かに告白したり、会社の面接に行くときには、拒絶されたときのために親しい人の写真をポケットに忍ばせておきましょう（ほかに方法がなければ、擬人化したバレーボールをカバンに入れておくのもいいでしょう）。

手当てCのまとめ

用法・容量……拒絶体験をしたら忘れずに使用すること。いくつかのやり方を併用するといっそう効果的（仲のいい家族と過ごしたあと、スナックとして写真を使用するなど）。

主な効果……仲間がほしいという欲求を満たし、怒りや攻撃性を抑える。

その他の効果……心の痛みをやわらげ、損なわれた自信を回復させる。

手当てD　痛みへの感度を下げる

テレアポの仕事（電話をかけて商品の紹介や勧誘をする）をしたことがあるでしょうか。経験した人の多くが、最初の2～3回で心が折れそうになると言います。数秒で「結構です！」と断られたり、いきなりガチャ切りされたりするからです。

ところが何回も電話をかけているうちに、おもしろい変化が起こります。断られても、以前ほど傷つかなくなるのです。まるで単純作業のように、リストの名前にバツをつけて、また次の電話へと気持ちを切り替えていきます。

歌や演技の仕事をしている人も、同じような経験をするそうです。最初のうちはオーディションに落ちると傷つきますが、何度もオーディションを受けているうちに、落ちてもすぐ立ち直れるようになるのです。

このような変化を、心理学では**脱感作**《だつかんさ》と呼びます。苦手な状況に何度もふれるうちに、心が慣れて苦痛が軽減するというしくみです。

もちろん、脱感作がいつでも効くとはかぎりません。何度経験しても慣れることのできない苦痛は存在します。しかし日常的な拒絶体験についていえば、たいていは脱感作で苦痛を軽減できます。

たとえば好きな人をデートに誘うとき。転職活動の面接に行くとき。新しい友達をつくるとき。最初は断られる不安に負けそうになりますが、何度もやっていれば心が慣れて平気になります。

私の患者さんで、女性に声をかけるのが極端に苦手な若者がいました。断られることが怖くて、自分からアプローチできないのです。そこで、私は彼に課題を与えました。

課題の内容は、今度の週末に九人の女性をデートに誘うこと。

彼はその週末に3つのイベントに参加する予定でした。ですから、ひとつのイベントにつき三人に声をかければいいわけです。

「3つめのイベント（同僚の誕生日パーティー）に行くころには、ずいぶん気がらくになっているはずだよ」と私は請け合いました。

おもしろいことに、九人に声をかけると約束した瞬間から、彼の気持ちに変化が起こりはじめました。

「最初から九人に声をかけると決めていたから、気持ちが落ち着いていましたね。**何度も断られることを予期していたおかげで、断られることが大したことじゃないように思えてきたんです**」

これが脱感作の効果です。

結局、彼が声をかけたのは六人だけでした。最初のイベントでは三人に断られましたが、次のイベントでは三人中二人が電話番号を教えてくれたのです。

「しかも、片方はでたらめじゃなく本物の番号ですよ！」

彼は3件めのイベントをキャンセルし、本物の電話番号を教えてくれた女性と楽しくデートしたそうです。

脱感作は拒絶の痛みを減らすための有効な手段ですが、使いすぎには注意しましょう。用法・用量をまちがえると、心がよけいに傷つくことがあります。

練習したい状況を決めて、きちんと計画を立てて実行してください。やみくもに試すのではなく、具体的にターゲットを絞りましょう。大切なのは、時間と場所をはっきりと限定すること。あまり範囲が広がりすぎると、うまく効果を得られません。

手当てDのまとめ

用法・容量……具体的な状況にターゲットを絞り、計画的に実行する。デートに誘う、仕事の面接を受ける、テレアポをするなど、特定のタスクに対して使用するときに有効。

使用上の注意……使いすぎは禁物。断られると、多かれ少なかれ不快な思いは避けられません。心の状態がある程度安定しているときに使用しましょう。

主な効果……拒絶に対する抵抗力を高め、断られたときの痛みを軽くする。

◆こんなときは専門家に相談しよう

この章で紹介した４つの手当ては、拒絶体験の痛みをやわらげ、長期的なリスクを軽減するのに役立ちます。拒絶体験から時間がたっていても、ある程度は回復をうながす効果が期待できます。

ただし症状の程度によっては、応急処置だけでは足りないこともあります。

拒絶体験の程度がひどい場合、あるいは拒絶体験が長期にわたる場合は、医師やカウンセラーに相談したほうがいいかもしれません。

また、応急処置をしても心の痛みが消えない、自信が取り戻せない、人に接するのが怖いという場合にも、早めに専門家に相談することをおすすめします。

うまく制御できないほどの怒りや攻撃性があったり、何らかの自傷願望がある場合には、すぐに助けが必要です。まずは最寄りの病院に行き、今後の対処について相談しましょう。

第 2 章

誰とも
つながっていないと
感じるとき

――孤独

世界はどんどん狭くなっています。

ソーシャルメディアの登場により、何十人や何百人の友達と同時につながることが可能になりました。家にいながら恋人候補の膨大なリストを見られますし、クリックひとつで地球の反対側にいる人と友達になることもできます。

ところが、かつてないほどのつながりに取り囲まれながら、人はますます孤独になっているようです。


2010年のアメリカ国勢調査によると、一人暮らしの世帯は全体の27%を占めており、ほかの世帯構成を上回って1位になりました[1]。

もちろん、一人暮らしだから孤独だというのは一面的な見方にすぎません。恋人や配偶者と一緒に暮らしていても、どうしようもなく寂しい人はいます。同じ屋根の下にいながら会話がないのは、一人でいるよりさらに孤独かもしれません。

連絡先に知り合いの名前がずらりと並んでいても、本当の友達がいなくて苦しいときがあります。親しい友達に恵まれていても、恋人の不在に苛《さいな》まれるときがあります。たくさんの同僚に囲まれていながら、その全員から切り離されていると感じるときがあります。

孤独かどうかを決めるのは、つながりの量ではなく質です。主観的に、誰ともつながっていないと感じるかどうかが問題なのです。[2]

孤独は喫煙と同じくらいリスクがある

幸せで満ち足りた生活には、人とのつながりが不可欠です。

孤独が長引くと、寂しさや満たされない気持ちを感じるだけでなく、うつ病や自殺願望、攻撃性、不眠などの症状が出てきます。[3]

心の問題だけではありません。**孤独によって、高血圧や体重増加、コレステロール値の上昇、ストレスホルモンの増加、免疫力の低下といった身体的な不調が起こる**ことがわかっています。[4] 健康な学生を対象にしたある調査では、孤独な人はそうでない人よりもインフルエンザ予防接種の効果が低いという結果が出ました。[5]

さらに、孤独な人は判断力や注意力が鈍り、意思決定が困難になります。アルツハイマー病の症状も進行しやすくなるそうです。

長期的な健康を考えたとき、孤独のリスクは喫煙のリスクにも匹敵します。[6] 寿命を何年も縮めることになるからです。

タバコの箱には肺がんや心筋梗塞についての注意書きがありますが、孤独のほうは無色透明で何も書かれていません。そのため、私たちは孤独を甘く見てしまいがちです。手当てを先延ばしにしているうちに、体はどんどん蝕まれているかもしれません。孤独が心と体におよぼす悪影響を考えれば、早急な対応が必要であることは明らかです。

孤独が引き起こす症状

いったん孤独になると、そこから抜けだすのは思った以上に困難です。

その原因のひとつは、**孤独な人が他人を信用しない**からです。自分にも他人にも批判的になり、人の言動をネガティブに捉えて、疑心暗鬼になります。

さらに怖いのが、孤独によって行動が投げやりになることです。「どうせ何をやっても無理だ」と思い込み、人との関わりを投げだしてしまいます。その結果、コミュニケーション能力がおとろえて、ますます人との交流が難しくなります。

誤解のないように言いますが、孤独なのは自分のせいではありません。自分が悪いからではありませんし、魅力がないからでもありません。

しかし、孤独のせいで考えや行動に変化が起こり、自分をさらに孤独に追い込んでしまうことはよくあります。無意識のうちにまわりを遠ざけている可能性も、ないとは言えないのです。

ひとまず思い込みを捨てて、自分の行動を客観的に振り返ってみてください。

「努力しているのに友達ができない」「何もしていないのに人が離れていく」と思うでしょうが、ひょっとしたら自分の行動のなかにヒントが隠れているかもしれません。

もしも孤独を悪化させている行動が見つかれば、それを変えるだけで事態は好転します。

自分を客観的に見るのは簡単ではありませんが、孤独の苦しみから抜けだすために、勇気を出して向き合ってみましょう。

症状１　すべてがネガティブに見えて、疑心暗鬼になる

セラピーに来る人の多くは、積極的に自分のネガティブな面を打ち明けてくれます。話をすることで、なんとかラクになりたいと思うからです。

ところが、そんなセラピーの場でも、人がなかなか認めたがらない事実がひとつあります。**自分がどれだけ孤独かということ**です。

「寂しいやつだと思われたくない」という気持ちは誰にでもあります。孤独であることが、恥の感情に結びついているのです。成人男女の４割以上は孤独に苦しんだ経験を持ち

ますが、大半の人がそのことで自分を恥じているそうです。[7]

自分を恥じる気持ちがあると、人づきあいはますます難しくなります。

数年前、ライオネルという老人が私のセラピーにやってきました。離れた町に住んでいる娘さんが心配して連れてきたのです。ライオネルは第二次世界大戦で数々の勲章をもらった元軍人ですが、最近では人とのつながりがほとんどなくなっていました。

奥さんが亡くなってから、彼は何年も一人で暮らしていました。娘さんは毎日電話をしていましたが、話は長く続きません。「電話というのは用事があってするもので、無駄におしゃべりするためのものじゃない」というのがライオネルの持論でした。どうやら電話だけでなく、彼はおしゃべり全般が好きでないようです。最初のうち、セラピーは難航しました。

「娘さんのほかには、いつも誰と話をしますか?」

「お手伝いさんが来ます。週に二度、食事と掃除とで」

「お手伝いさんとは、どんなことを話します?」

「食事は何々をつくったと言うので、お金を置いてやります」

「娘さんのほかにご家族はいますか？」

「おりません」

「お友達はどうですか、軍隊や職場の仲間で、今も連絡を取り合っている人は？」

「おりません」

「どうしてだと思います？」

「みな死んだからです」

思わず、ため息をついて一緒に落ち込みそうになりました。

それでも質問を続けるうちに、ひとつだけ定期的に参加している集まりがあることがわかりました。チェスの同好会です。


毎週火曜日になると、彼はネクタイとジャケットを身につけて近くの老人福祉センターへ行き、2試合ほどチェスをやるそうです。ただし、チェスの試合中におしゃべりすることはありません。思考の邪魔になるので、試合中の会話はご法度なのです。

「いつも同じメンバーでやるんですか？」と私は尋ねました。

「ええ」

「そのうちの誰かと、チェス以外で交流はありますか？」

「あるわけないでしょう」

「どうして？」

「誰が私なんぞとつきあいますか。80のじいさんですよ」

本当に年齢が問題なのだろうか、と私は疑問に思いました。そもそも老人向けの同好会なのです。

「ちなみに、ほかの参加者の年齢は？」

「知りません」

「ほかの人たちは、試合のあとお茶に行ったりしていますか？」

「ええ、たまには」

「それなのに、あなたは誘われないんですか？」

「こんなじいさんを誘うわけないでしょう」

ライオネルは、年齢のせいで友達ができないと信じて疑いません。何の根拠もないにもかかわらずです。

自分なんかが歩み寄ったとしても、どうせ拒絶されるに決まっている。そう思い込んでいた彼は試合開始ぎりぎりにセンターへ行き、試合が終わると即座にその場を去りました。誰にも声をかけませんし、休憩時間には部屋の隅でひたすら本を読むだけです。

要するに、近寄る隙を与えなかったのです。

私のところへ来たときには、そうした孤立状態がもう何年も続いたあとでした。人を寄せつけないような彼の行動も、すっかり定着していました。

孤独は人の目につきやすい

ほんの短い期間の孤独でさえ、人の心に大きな影響をおよぼします。

ある実験によると、過去に孤独を感じた経験を思いだすだけで、現在の人間関係を否定的に評価する傾向が見られました[8]。しかも人前での不安や緊張が増し、気分が低下し、自分に自信がなくなり、ものごとのいい面を見られなくなることがわかりました。

孤独は他人に対する見方にも影響します。**孤独なときほど他人に厳しくなり、友人や恋人の言動をネガティブに捉える**ようになります。

別の実験では、友人と会話する様子をビデオに録画し、その映像を見ながら自分たちの会話の質と友情の深さに点数をつけてもらいました[9]。その結果、孤独な人は会話と友情の両方にかなり低い点数をつけました。さらに1週間後に同じ映像を見せたところ、孤独でない人の点数は変わらなかったのに対し、孤独な人の点数は最初のときよりもさらに低くなりました。

ライオネルはチェス同好会の片隅でひっそりと生きていましたが、皮肉なことに、孤独は人の目につきやすいものです。数々の実験でも、**人は孤独な人を簡単に見抜ける**という結果が出ています[10]。

孤独であることがわかると、その人に対する印象はネガティブに傾きます[11]。孤独でない人にくらべて、魅力や知性に対する評価が低くなるのです（ちなみに生まれつきの容姿は、孤独に関係しません。容姿がいい人の人間関係の質はそうでない人と変わりませんし、孤独になる割合も同じくらいです[12]）。

このように、孤独は人の感じ方にいろいろな影響をおよぼします。自分にも他人にも厳しくなり、会話や関係性がつまらなく感じられます。そして他人から見た場合の魅力も下がり、人の興味を引きづらくなります。

そうした影響が重なった結果、孤独から抜けだして新たな人間関係をつくることはとても難しくなるのです。

症状2　孤独のあまり、孤独を呼び寄せてしまう

変化には孤独がつきものです。

たとえば大学の新入生は、親元から遠く離れ、知らない人だらけの教室で孤独に直面します。離婚や死別も、深い孤独を運んできます。会社をやめたら孤独になったという人も多いでしょう。引越しや移住をしたあとも、頼れる人のいない土地で孤独に立ち向かわなければいけません。

新しい環境に慣れてしまえば、そういう孤独は消えていきます。大学の授業が始まれば新たな友達ができるでしょうし、離婚した人の多くは1年以内に別の相手とつきあいはじめます（ただし死別の場合はもっと長くかかりますが）。離職した人は転職先で新たな出会いがあるでしょうし、知らない土地に移住した場合も、やがて近所の人とのつながりができてきます。

しかし、ときには孤独が大きすぎて、新しい環境になじめないこともあります。孤独にすっかり呑みこまれ、戦意喪失して自分の殻に閉じこもってしまうのです。誰とつながることもできないまま、孤独はますます深まります。

なぜそんなことになるのでしょう。どうして立ち直れるはずの孤独に足をとられ、抜けだせなくなるのでしょうか？

孤独を予期していると孤独になる

その答えは、孤独の**自己成就的**な性質にあります。

孤独な人は、それ以上傷つきたくないために、孤独から救ってくれるはずの人たちをも遠ざけます。[13] その結果、予想したとおりに、孤独が深まってしまうのです。

高校教師をしているセレナという女性は、まさにその悪循環にはまり込んでいました。セレナが私のセラピーにやってきた理由は「恋人ができない」ことに悩んでいたからでした。今まで誰ともまともにつきあったことがないそうです。

私は内心、釈然としませんでした。セレナは30代半ばの、控えめに言っても魅力的な女性です。どう見ても、モテないはずがありません。

しかし話を聞くうちに、あることが明らかになりました。彼女は4年前に30キロ以上の大減量をして、外見がすっかり変わったのです。

「子どものころから太ってたんです。男の人の視線は私のことを完全にスルーしていました。まるで存在しないみたいに――そんな太った女、目に入らないわけがないのに」

彼女はそう言うと、哀しげに笑いました。

「やせてからは、よく見つめられます。ウインクしてくれる人もいます。それなのに、昔と同じように怖いんです。どうせ外見だけなんだと思って。私の外側は見えていても、私という人間のことは目に入らないんだろうなと」

セレナは真剣に結婚相手を探していましたが、男性に傷つけられることが不安でたまらなかったのです。長年ひどい扱いを受けてきたのだから当然でしょう。

そうした不安と懐疑心は、彼女の表情や行動にも表れていました。

せっかくデートにこぎつけても、ぎくしゃくして盛り上がりません。相手の男性はがっかりし、きっと脈がないのだと思って連絡をよこさなくなります。その結果、「どうせ外見にしか興味がないんだ」という彼女の確信はますます深まります。

本当は自分で見えない壁を築いているだけなのに、そのことに気づいていなかったのです。

これが、孤独の罠です。

いったん孤独になると、そのせいで自分に自信がなくなり、傷つくことを恐れて必要以上に相手を警戒します。すると、自然な態度で人に接することができなくなります。悪い結果を予期するので人づきあいに積極的になれず、せっかく出会いがあっても不安で逃げだしてしまいます。

孤独の期間が長ければ長いほど、こうした悪循環に陥りがちです。つまり、**孤独な人ほ**

ど孤独から抜けだしにくいのです。

このような悪循環を繰り返していると、自分だけが不当な扱いを受けている気分になり、どうしようもない無力感に苛《さいな》まれます。

本当は自分しだいで変えられるのに、何をしても無駄だと思ってしまうのです。

症状3 対人スキルが低下する

大手企業で営業幹部をしているアルバンは、奥さんのブランカに連れられて、嫌々ながらセラピーにやってきました。

「仕事人間だといって妻に責められます。まあ事実そうなんですけどね。僕が仕事ばかりしているものだから、妻は頭にきているようです。その気持ちは僕にもわかるんですよ」

アルバンはそう言うと、ブランカの肩を抱いてウインクしました。

「仕事に嫉妬しちゃうんだもの、な？」

ブランカはさっと身を引き、

「笑いごとじゃないんだけど」

と言うと、私のほうに向き直りました。

「いつも冗談にしようとするんです。人の気も知らないで」

彼女は目に涙を浮かべてアルバンを見つめました。

「残業が多いのはしかたないよ、でも家にいても私たち、別々に暮らしているみたい。愛情もやさしさも何もない。寂しくて、みじめで……でもあなたは、どうでもいいんだよね」

するとアルバンも傷ついた表情になります。

「どうでもいいわけないだろ？　だけどそんなに怒ってばかりじゃ、どうしたらいいかわからない。先週だって、バレンタインデーの花束を買ってきたのに、いきなり怒鳴りつけられたし」

「ちゃんと渡してもくれなかったじゃない！　帰ってきたとたんにメールをチェックしはじめて、花はキッチンのカウンターに置きっぱなしで。2時間もたってようやく私が気づいたときには、あなたもう寝てたよね？」

「せっかく買ってきたのに何だよ。気持ちが大事とか言っといて、全然違うじゃないか」

「買うには買ったけど、渡そうともしなかったんだよ？　お掃除の子にお金を置くのと同じところに置きっぱなしにしたんだよ？　それがあなたの気持ちなの？」

話を聞いていると、アルバンの好意が裏目に出たのは花束の件だけではないようでした。やさしくしようと思っても、いつも行動で何かミスをするのです。

孤独な人は対人関係の「筋肉」がおとろえる

人との深いつながりが不足していたり、相手に対する努力を惜しんでいると、対人関係の「筋肉」がおとろえます。つまり、相手の気持ちが理解できなくなり、行動が的外れになるのです。

アルバンはブランカがなぜ怒っているのか、まったく理解できませんでした。バレンタインデーなのに会話もできず、時間がたってしおれかけた花を目にしたときの相手の気持ちを思いやることができなかったのです。

風邪で1週間寝込んだあとに歩こうとすると、思った以上に足がふらついて転んでしまうことがあります。そんなときは、筋肉が弱っていることをすぐに理解できるはずです。

ところが**対人関係の筋肉が弱っていても、私たちはなかなか気づきません**。何度もふらついて転んでいるのに、自分の力が弱っていることには思いが及ばないのです。そしてアルバンのように、相手が怒っているのが悪いんだ、と思い込みます。

長いあいだ一人だった人が異性にアプローチしようとするときも、同じことが起こります。対人関係の筋肉が弱って恋愛スキルが下がっているのに、自分ではそれがわかりません。その結果、「なぜがんばっているのにモテないんだろう」と思い悩むことになるのです。

体の筋肉と同じように、対人関係の筋肉も1日で強くなるものではありません。今まで使っていない筋肉を鍛えるのですから、最初は苦しい思いもします。

太っていたせいで男性不信ぎみだったセレナは、自分の態度に問題があることに気づき、もっと異性に積極的になろうと決意しました。ところが、今度は積極的になりすぎて、最初の何度かは相手に引かれてしまいました。

孤独な人にとって、対人スキルの習得はそう簡単なことではないのです。傷つくリスクを犯しながら、少しずつ対人スキルを練習する必要があります。

ライオネルの場合はとくに大変でした。孤独だった期間が長すぎて、対人関係の筋肉がすっかり弱りきっていたからです。

チェス仲間の誰と試合をするのが楽しいですか、と尋ねたところ、彼はスタンリーという男性の名前をあげました。そこで私はなんとかライオネルを説得し、スタンリーをお茶に誘わせることにしました。

誘い方についても事前にしっかり予習しました。まずは軽く試合の感想を言ってから、コーヒーでも飲まないかと自然に誘うのです。ライオネルは納得し、やってみると言って帰っていきました。

次回のセラピーにやってきたライオネルは、約束どおりスタンリーをコーヒーに誘ったと報告してくれました。

「すごいじゃないですか。それで、どうでした?」

「断られました」

私はもう少しで、がっかりした気持ちを顔に出してしまうところでした。

「それは残念でしたね。断られた理由は聞きました?」

「負けるのが気に食わんのです」

さらに話を聞いたところ、スタンリーはもともとチェス同好会でいちばん強いプレイヤーだったのですが、ライオネルが入ってからは負け続きでくやしい思いをしていることが判明しました。

なぜそれを先に言ってくれないんだろう、と私は心のなかでため息をつきました。それがわかっていれば、ほかにやりようがあったはずなのに。

でもたぶん、ライオネルはそれが大事な情報だということに気づかなかったのでしょう。相手の気持ちを考えることに慣れていなかったからです。

誰かと親しくなるためには、相手の身になって考えるスキルが不可欠です。しかし対人関係の筋肉がおとろえると、それがうまくできなくなります。

相手の気持ちが理解できないせいで、仲良くなろうとしても失敗するのです。

孤独の傷を手当てする方法

孤独は一時的なものであることが多く、たいていは短い期間で立ち直れます。環境が変わってもやがて新しい友達ができますし、誰かと別れてもやがて別の相手が見つかります。しかし、孤独があまりに長く続いたり、孤独のせいで人と関わるのが怖い場合には、早急に手当てする必要があります。

では救急箱を開いて、適切な手当ての方法を確認しましょう。

手当ての前に知っておいてほしいこと

孤独をこじらせないためには、３つのことに気をつける必要があります。

第一に、誤った現実認識を正し、孤独の悪循環を予防すること。まわりの人や環境をネガティブに評価していると、いっそう孤独になります。

第二に、対人関係の筋肉を強化し、相手の身になって考えられるようになること。そうすれば、相手との関係性をスムーズに深められます。

第三に、孤独の痛みやつらさをやわらげること。現実的に人とのつながりをつくるのが難しい場合は、これが非常に大切です。

これらをふまえて、6つの応急処置を紹介します。AからFの順番に試してください。

手当てA（ネガティブな色眼鏡をはずす）および B（自分のマイナス行動に気づく）は、孤独による誤った現実認識を正し、孤独の悪循環を断ち切るのに効果的です。

手当てC（相手の立場で考える）およびD（共感力を高める）は対人関係の筋肉を強化し、人とのつながりを築くのに役立ちます。

手当てE（出会いのチャンスを増やす）は人と関わる場を増やすための方法です。

手当てF（ペットを飼う）は、孤独の状況を改善するよりも、そのつらさを癒やすことに主眼を置きます。手当てFが適しているのは、状況的に人と関わるのが難しい場合です（人里離れた場所に住んでいたり、健康上の理由で外に出られない場合など）。

孤独の傷を悪化させないためには、早めの手当てが肝心です。長く放置すればするほど、対人関係の筋肉は弱り、ふたたび鍛えるのに時間がかかります。

ここで紹介するのは応急処置であり、すでに合併症を引き起こしたような重い症状には適用できません。この章の最後に重症かどうかの見分け方を示しますので、当てはまる場合は我慢せず、専門家の助けを求めましょう。

手当てA　ネガティブな色眼鏡をはずす

孤独なときは、人と関わるのが怖くなります。傷つけられるのを恐れ、必要以上に警戒します。そのせいで、人と仲良くなるチャンスを逃し、ますます孤独が深まります。

ネガティブな現実認識を正し、孤独の悪循環を避けるためには、次の３つのステップが有効です。

ステップ1　ポジティブな結果を想像する

孤独なときには、人と会うのが億劫です。不安なイメージばかりが浮かび、自分の殻に閉じこもりたくなります。

パーティーの誘いが来ると、話の輪に入れずぽつんと取り残された自分の姿が目に浮かびます。誰も知り合いのいない会場で、まわりの刺すような視線を感じながら一人でディップをつまんでいる自分。誰かに話しかけようとして、まわりの空気を壊してしまう自分……。

ネガティブな想像は、放っておくと広がる一方です。これを打ち破るためには、あえてポジティブな展開を想像し、頭のなかにくっきりと思い浮かべることが有効です。うまくいく展開をイメージしておくと、実際に人前に出たときにも上手に行動しやすくなります。たとえば、パーティー会場にいる人たちがみんな親切でやさしく、自分を歓迎してくれると想像してください。参加者のなかにはひさしぶりに会う友人がいて、話に花が咲くかもしれません。会場を後にするころには、次に会う約束を楽しみにしていることでしょう。

ライオネルは、誰も自分に興味がないと考えていました。そのうえスタンリーに断られたので、やはり自分は嫌われ者だという確信を深めてしまいました。

「ちょっと状況をネガティブに捉えすぎですよ」と私は説明しました。「たしかに今のところ、誰からも誘われていないかもしれない。だけどあなたのほうでも、きっかけを与えなかったでしょう。あなたがどんな人なのか、みんな何も知らないんですから」

「興味がないのも当然です」ライオネルは神妙にうなずきました。

「そうじゃありません。ちょっと行動を変えれば、状況はよくなると言ってるんです。まずは軽く世間話をしてみてください。チェスのプレイをほめてもいいし、天気の悪さを愚痴ってもいい。２週間だけがんばってください。そうすれば、きっとみんなと仲良くなれますから」

ライオネルは気乗りしない様子でしたが、なんとか説得して挑戦してもらうことになりました。

チェスの集まりで、彼は少しずつ世間話をしてみました。３週目の集まりでは、勇気を出して仲間をお茶に誘いました。数週間後には、夕食の約束までとりつけました。大したものです。

「本当にがんばりましたね。すっかり仲良くなれたじゃないですか」

私は言い、それからつけ加えました。

「もう一度スタンリーを誘ったら、今度は成功するかもしれませんね」

「それはありません」ライオネルはきっぱりと否定しました。

「またネガティブな思考になっていますよ」

「今さら無理です」ライオネルは譲りません。

「どうしてそう思うんです？」

私が尋ねると、彼は低い声で言いました。

「死んだからです」

先々週に亡くなったのだ、とライオネルは説明しました。それ以降、遺された仲間たちの絆は強まり、前よりもよく話をするようになったそうです。

ライオネルはチェス仲間とともにスタンリーの告別式に参列し、その死を心から弔《とむら》いました。

ステップ2　迷ったときは良いほうに解釈する

孤独なときには、人の行動を悪いほうに解釈しがちです。

最近失業したトビーという青年は、クリスマスが近づくにつれて憂うつな気分になりました。いつもは仲のいい友人が自宅のパーティーに誘ってくれるのですが、今年は誘いが来ません。その友人は元同僚で、トビーがクビになった会社で今も働いていました。

「クビになったやつなんかに用はないですよね」と自嘲ぎみに言うトビーに、私はメールボックスのスパムフォルダをチェックしてはどうかとアドバイスしました。最近メールのプロバイダを変えたと言っていたからです。

するとと思ったとおり、スパムフォルダには誘いのメールが入っていました。トビーが一人で悩んでいた2週間のあいだ、友情はずっとそこにあったのです。

また、太っていたせいでつらい思いをしたセレナは、やせてからも男性の気持ちを信じることができませんでした。自分に興味を示す男など、どうせ体目当てだとしか思えなかったのです。

もちろん、魅力的な肉体に惹かれない男性は少ないでしょう。しかし同時に、彼女の内面を知りたいという気持ちも同じくらいあるはずです。実際、親しくなろうとした男性はいたのに、彼女のよそよそしい態度がそれを寄せつけなかったのです。

やせてから2年がたったころ、セレナは以前一度だけデートして連絡が来なくなった男性にばったり出会いました。驚いたことに、彼はセレナを友人に紹介し、こんなふうに打ち明けました。

「最初のデートで俺、ふられちゃったんだ」

彼女のよそよそしい態度を見て、脈がないと勘違いしていたのです。もしもセレナが心を開いていたら、彼は喜んで二度目のデートに誘ってくれていたでしょう。

孤独のあまり人を疑ってしまう気持ちはわかります。しかし、傷つくことを恐れて逃げていては、いっそう孤独になるだけです。

疑いの気持ちを信じるよりも、現実の相手を信じてみましょう。相手の行動を良いほうに解釈すれば、世界はずいぶん違って見えてきます。

ステップ3　被害者ではなく行動する人になる

長いあいだ孤独でいると、世の中を恨みたい気分になるものです。

楽しそうに群れている人たちを見て、どうして自分だけ孤独なのかと落ち込みます。自分が無力で不遇な被害者みたいに思えてきます。

ですが、そういう気持ちに流されてはいけません。**孤独のせいでネガティブなフィルターがかかっているだけ**なのです。

私たちは無力な被害者ではありません。どんなときでも、状況をよくするために働きかけることはできます。

大切なのは、行動を起こすことです。どんなささいな行動でもかまいません。自分で動いたという事実が、心のなかの無力感を拭い去ってくれます。

先ほどのライオネルは友達になれるかもしれないチェス仲間に囲まれていましたし、セレナはたくさんの男性の注目を集めていました。にもかかわらず、自分ではどうしようもないと思い込んでいたのです。

小さな行動を起こすだけで、状況はずいぶん変わります。

無力感から抜けだすエクササイズ

無力感を追い払うために、人とつながる行動を起こしてみましょう。

1　連絡先に登録している電話番号やメールアドレス、あるいはソーシャルメディアの友達やフォロワーを見ながら、仲がいいと思える人のリストを書きだす。

2　リストの一人ひとりについて、前回会ったりメッセージをやりとりした日付を書いていく。そして、しばらく連絡をとっていない人を重要リストに追加する。

3　重要リストを、一緒にいて楽しい順に並べ替える。優先順位の高いほうから順番に、週に最低一人に連絡をとるようにしましょう。

4　地元の集まりが探せるウェブサイトをチェックする。たとえばミートアップ（Meetup.com）では、住んでいる地域や興味からさまざまな集まりを見つけることができます。スポーツや読書、仕事や好きな食べ物など、共通点のある人が集まる場なので話が盛り上がります。

5　興味のあるジャンルを3つ決めて、近くで集まりがあるか確認する。いろいろな活動のジャンルを見ているだけでも、やってみたいことを見つけるきっかけになります。

手当てAのまとめ

用法・容量……孤独なとき、ステップ1～3をすべて実行する。人とのつながりができるまで、必要に応じて繰り返す。

主な効果……ネガティブに偏った考えを軌道修正し、孤独の悪循環をふせぐ。

その他の効果……心のつらさをやわらげる。

手当てB 自分のマイナス行動に気づく

孤独のあまり人を疑ってかかっていると、相手にもそれが伝わります。まわりの人は「なんだかとっつきにくいなあ」という印象を受けて、遠ざかっていきます。するとあなたは「やっぱりみんな離れていくんだ」と思い、他人に対する疑いをいっそう深めてしまいます。

自分自身の行動が、無自覚のうちに状況を悪化させているのです。人生における多くのことがそうであるように、**自分が恐れれば恐れるほど、逆に恐怖の対象を呼び寄せる**結果になります。

どうすればその悪循環から抜けだせるのでしょう？

ネガティブな思考の真っ最中に現実を正しく把握するのは、簡単ではありません。しかしあとになってみれば、意外と冷静になれるものです。

たとえば懇親会の会場に着いたとき、数少ない知り合いがすでに固まって話をしていたとしましょう。その場ではすっかり不安に負け、やはり来なければよかったと落ち込むかもしれません。でも一晩寝たあとでは、あのとき知り合いの話の輪に入っていけばよかった、あるいは誰か近くの人に声をかけてみればよかった、と思えてくるのではないでしょうか。

そういう気づきがあったら、忘れないように書きとめておきましょう。

もうひとつ大事なのは、自分の行動パターンに気づくことです。同じようなまちがいを複数の状況で繰り返すことはよくあります。「まただめなパターンにはまっている」と気づけば、その場で行動を直すこともできるはずです。

次に人と会うときには、自分をよく観察してみましょう。

そんなに難しいことではありません。最初は自分のまちがいを認めたくないでしょうが、いったんそれを受け入れれば、思いあたる行動はいくつも出てくるはずです。

たとえばセレナは、デート中に相手のことを何も尋ねなかったことに気づきました。それだけでなく、緊張しすぎて顔がこわばり、まったく笑わなかったことにも思いあたりました。

「考えてみたら私、相手に興味もないし楽しくもないっていう態度をとっていたみたい。最悪のデート相手ですね」

「そりゃ相手もへこみますよ」私が言うと、セレナは笑いました。

「でも次のデートは、きっとうまくいきますね」

自分のマイナス行動に気づくエクササイズ

友達や同僚、恋人、家族などと接するときに、どんな行動をとっているか思いだしてください。そのなかで、悪い印象を与えそうなことを3つ以上書きだしてみましょう。ほんのささいなことが、相手を遠ざける原因になっているかもしれません。

1　自分のマイナス行動を3つ以上書きだす。

マイナス行動の例：

・みんなから浮くのが怖くて飲み会を断ってしまう
・気後れして友達や同僚に誕生日のメッセージを送らない
・相手を拒むようなボディランゲージをする（腕組みをする、目を合わせない、携帯電話ばかり見ているなど）
・話しかけられても一言二言しか答えない
・空気を読まずにしゃべりすぎる
・相手のことを尋ねない、意見を聞かない
・初対面の相手に重い悩みを打ち明ける

2　次に誰かと接するときには、その行動をしていないか頭のなかでチェックする（メモを持ち歩いて、人と会う前に読み返しておくと効果的）。たとえうまくいかなくても、あきらめないでください。一度で完璧に直せるわけではありません。失敗も練習のうちです。

手当てBのまとめ

用法・容量……人と会う場でうまくいかなかったときに実行する。人と会う前にはマイナス行動のリストを見直して、改善するように気をつける。
主な効果……人に与える印象を改善し、孤独の悪循環をふせぐ。
その他の効果……気持ちのつらさをやわらげる。

手当てC　相手の立場で考える

人のために何かをしようと思っても、相手の求めていることがわからなければうまくいきません。人とうまくやっていくためには、相手の立場で考えるスキルが不可欠です。

心理学用語では、これを**他者視点取得**と呼びます。人の視点（立場）に立ち、相手がどうしたいのかを正確に把握する能力のことです。

これがうまくなると、相手の反応がうまく予測でき、コミュニケーションが円滑になります。説得や交渉の場でも活用できますし、思いやりや共感の能力も向上します。

孤独な人は、他者視点取得の力が弱くなっています。だから場違いな発言をしたり、おかしな態度をとってしまうのです。[14]

しかし、あきらめないでください。他者視点取得は練習によって身につくスキルです。

①まずは「自分と他人は違う」という前提に立つ。

②そのうえで、相手の気持ちを考えてみる。相手はどう感じているだろう、どんな気持ちになるだろう、何をしたいと思っているのだろう？

最初はうまくできなくても、練習を続けるうちに上達します。

仲のいいカップルがすれ違う理由

相手を知るには時間がかかります。長く一緒にいれば、それだけ相手のことがよく見えてくるはずです。

ところが実際には、つきあいが長ければ長いほどすれ違いも多くなるように見えます。

なぜでしょうか？

悲しいことに、**親しくなるにつれて、私たちは相手に対する努力をさぼってしまう**ようなのです。[15]長くつきあっていると、相手のことがわかった気になります。そのため、いちいち真剣に考えようとしなくなるのです。

その結果、おたがいに相手を誤解し、関係が悪化します。

たとえば、誕生日やバレンタインデーのたびに不満をつのらせているカップルがいました。一方は「どうしていつも微妙なものを買ってくるんだろう」と思い、もう一方は「どんなにがんばっても満足してもらえない」と思っているのです。きちんと話し合えばいいのに、わかったつもりでいるから、毎年同じ失望を繰り返します。

つきあいが長いからこそ、正面切って話をするのが難しい場合もあるでしょう。アルバンとブランカがセラピーに踏みきったのも、まじめな話をしようとするたびに、アルバンが黙りこんでしまうからでした。

こういうパターンのカップルはよく見かけます。女性のほうが気持ちを話し合うことに長《た》けているので、男性は負け戦を戦っているような気分になり、「まちがったことを言うくらいなら黙っておこう」と逃げてしまうのです。

それを避けるためには、口の達者な側が相手を言い負かさないように注意することです[16]。追いつめないようにペースをゆるめ、相手に話す余裕を与えましょう。気持ちをゆっくり整理できれば、相手もスムーズに話をしてくれます。

どんなに親しい間柄でも、**自分と相手は違うという前提を忘れてはいけません**。相手の好みや考え方を尊重し、おたがいの状況を考えて行動してください。

相手の気持ちをほんの数分間考えてみるだけで、数時間の口論を避けることができるかもしれません。

手当てCのまとめ

用法・容量……相手の立場に立ってみる。最初はうまくいかないことも多いが、あきらめずに練習すること。
主な効果……対人関係の筋肉を強化し、スムーズな人づきあいを可能にする。親しい相手との関係を深める。
その他の効果……気持ちのつらさをやわらげる。

手当てD　共感力を高める

人とのつながりを深めるためには、相手の立場を考えるだけでなく、相手の気持ちを自分のことのように感じとる力も必要になります。いわゆる「共感力」です。

大学生を対象にした調査によると、ここ30年で若者の共感力は大きく低下しているようです[17]。といっても、若者にかぎったことではありません。アルバンが奥さんの傷ついた気持ちを理解できなかったように、わかったつもりで何もわかっていない人は意外と多いのです。

アルバンはキッチンカウンターに花を置きっぱなしにしましたが、それを見たときの奥さんの気持ちを想像できませんでした。なぜ怒っているのか、と首をかしげるばかりです。

共感力は練習で強化される

相手の気持ちに共感するためには、まず相手の置かれた状況を正確にシミュレートすることが必要です。そのためには、そこに至るまでの背景も考慮に入れなくてはいけません。しおれかけた花束を見る前に、ブランカはどんな気持ちでいたのでしょう。バレンタインデーの夜、夫が帰ってきてからの2時間を、彼女はどんなふうに過ごしていたのでしょうか？

「僕が仕事しているのは知っていたはずです。仕事部屋を通りかかったし」アルバンは考えをたどるように言いました。「でもキッチンには行かなかったから、花束には気づかなかった……」

そこでアルバンは何かに気づき、ブランカの顔を見つめました。

「そうか、バレンタインを忘れていると思って、機嫌が悪くなったのか」

ブランカがうなずきます。

「ではそれをふまえて、仕事部屋を通りかかったときの奥さんの反応を思いだしてください」と私は言いました。

「とくに何もなかったですね。怒っていたけど、仕事中だから話しかけなかったのかな」

「それは配慮のある行動ですよね」私が言うと、アルバンはうなずきました。「そのとき奥さんはどんな気持ちだったでしょう？」

「バレンタインを忘れられて、がっかりしていた。でも仕事中にその話を持ちだすのはまずいと思って、仕事が終わるのを待っていた……」

「そう、2時間待っていたんです。あなたはそのまま寝室に引き上げ、奥さんはキッチンに入った。そして――」

「僕が置いた花を見つけたわけですよね……ああ、そうか」

アルバンはブランカに向き直りました。

「きみはずっと気持ちを抑えて待っててくれたんだ。なのに僕は花を渡すこともしないで、何事もなかったみたいに寝てしまったのか」

ブランカが深く息を吐き、うなずきました。アルバンがその体に腕をまわし、そっと抱きしめます。ゆっくりと、ブランカの体から力が抜けていくのがわかりました。

「ごめん。寂しい思いをさせて」

「やっと気づいてくれた」ブランカが小さくほほえみました。

その後も数カ月間、私は二人のセラピーを続けました。共感力は一度で身につくものではないからです。時間はかかりましたが、アルバンは練習に前向きに取り組みました。

彼の共感力が強化されるにつれて、二人の距離はしだいに近づき、冷たかった夫婦のあいだにあたたかな思いやりと信頼が芽生えていきました。

共感力を高める3つのステップ

共感力を高めるためには、いろいろな状況で、なるべく多くの人を相手に練習することが大切です。ケンカをしたときだけ相手の気持ちを考えるのではなく、普段から「これをしたらどう感じるだろう」と考える癖をつけてください。

人と話をするときには、次の3つのことに気をつけましょう。

1　相手の置かれた状況をリアルにイメージする

相手の気持ちを知るうえでもっとも効果的なのは、相手の置かれた状況をリアルにイメージすることです。なるべく鮮明に、相手の体に入り込んだつもりでその状況を想像してください。

・場所はどこで、まわりに何があるか？
・ほかには誰がいるか？
・時刻はいつか？
・体調はどうか？　どんな気分がするか？
・あなたを見たとき、どんな気持ちになったか？

相手の感じる気持ちはひとつだけとはかぎりません。花束を見たときのブランカのように、うれしさと寂しさ、失望、怒りが入り混じった気持ちになることもあります。

2　そこに至るまでの経緯を考慮する
相手の気持ちをより深く理解するために、その場の状況だけでなく、過去の背景も把握しておきましょう。たとえば……
・同じような場面を過去に経験しているか？

・どんな期待や不安を抱いてその場にやってきたのか？
・心配事やストレスを抱えていたか？
・その日はどんな1日だったか？
・誰かほかの人との関係がその場に影響しているか？

3　共感を上手に伝える

相手の気持ちを理解しても、それを態度に表さなければ意味がありません。わかっていて行動しないのは、相手から見ればわかっていないのと同じことです。

きちんと言葉にして、自分の理解を相手に伝えましょう。すべて正確でなくてもかまいません。あなたが真剣に考え、理解しようと努めていることがわかれば、相手とのコミュニケーションはずっとうまくいくはずです。

手当てDのまとめ

用法・容量……いろいろな状況で、たくさんの人を相手に実行する。最初はうまくいかないことも多いが、あきらめずに練習すること。

主な効果……対人関係の筋肉を強化し、スムーズな人づきあいを可能にする。親しい相手との関係を深める。

その他の効果……気持ちのつらさをやわらげる。

手当てE　出会いのチャンスを増やす

孤独なときほど、引きこもりたくなるものです。

人が集まるイベントやパーティーは緊張しますし、気になるイベントがあっても一人で行くのはなんだか気が引けます。孤独なやつだと思われたくなくて外に出なくなり、そのせいでますます孤独になります。

どうすればそんな気持ちの壁を打ち破ることができるのでしょうか？

1　言い訳をつくる

ひとつの効果的な方法は「言い訳」をつくることです。

人に出会うためと考えず、ほかの目的のために集まりに参加するのです。

たとえば、「ブログのネタにしたい」という理由で出会い系イベントに参加。「いい写真を撮りたい」という理由でツアー旅行に参加。「トライアスロンのために鍛えたい」という理由で水泳や自転車やランニングの同好会に参加するなどです。

そういう言い訳があれば、一人で参加しても気まずくありません。

2　インターネットで出会いを探す

バーチャルな場での出会いも、立派な出会いです。インターネットをうまく使えば、家にいながら世界中の人とつながることができます。[18]

自分をさらけ出すことが怖ければ、ちょっと別人になってみてもいいでしょう。たとえばゲームの世界なら、性別や年齢、外見やスキルも自由に変えられます。なりたい自分のアバターをまとって、いろいろな人と交流してみましょう。

オンラインでの出会いが、リアルな関係に発展することも少なくありません。アメリカで実施された調査によると、今やオンラインでの出会いが、カップルになるきっかけの2位を占めているそうです（1位は「共通の友人・知人」[19]）。おしゃれをしてクラブやバーに繰りだすよりも、ネットにアクセスするほうが望みは大きいかもしれません。

3　ボランティア活動に参加する

ボランティア活動で人とつながるという手もあります。**人のために何かをするとき、私たちはいつもより孤独ではなくなります**[20]。自分は価値のある人間だと思えて、人前でも自信が持ちやすくなります。

人助けには、幸福感と満足感を高める効果があります。そして、人に会うときの不安をやわらげてくれます。

求める側でなく、与える側に立つというのがポイントです。そうすることで、意識が自分よりも相手に向かいやすくなります。だから緊張や不安をあまり感じることなく、リラックスして人と接することができるのです。

手当てEのまとめ

用法・容量……人と会うのが不安なときに、必要なだけ繰り返す。
主な効果……孤独による気持ちのつらさをやわらげ、人と接する機会を増やす。
その他の効果……対人関係の筋肉を強化し、スムーズな人づきあいを可能にする。

手当てF　ペットを飼う

あまり外に出られない事情があったり、不便な場所に住んでいたりして、人と会うのが難しい場合もあるでしょう。その場合は、ペットを飼うのもひとつの手です。

動物には孤独を癒やす力があります。とくに犬は効果的です。犬を飼うことで、孤立した人やお年寄り、心身の病気に苦しむ人の孤独が癒やされた例は数多くあります。

ある実験では、孤独な人が犬と二人きり（一人と一匹）で部屋にいる場合と、第三者がいる場合（二人と一匹）とで孤独感を比較しました。その結果、犬と二人きりでいた人のほうが、孤独感はかなり少なくなることがわかりました[21]。

犬を連れていると、知らない人ともすぐに仲良くなれます。「わあ可愛い、なんてお名前？」という会話から、親しい仲に発展することもあるでしょう。

ただし、犬の面倒を見るのはそれなりに大変な仕事です。散歩も必要なので、体力的に難しい場合もあるかもしれません。そんな人は、もう少し手のかからないペットを検討するといいでしょう。

猫についての研究はまだ発展途上ですが、孤独を癒やしてくれる効果は十分に期待できます。相性も考えて、自分に合ったペットを見つけましょう。

手当てFのまとめ

用法・容量：状況に応じて利用する。
主な効果：孤独による気持ちのつらさをやわらげる。

◆こんなときは専門家に相談しよう

この章で紹介した6つの応急処置は、孤独のつらさをやわらげ、ネガティブな思考による悪循環をふせぎ、人とのつながりをうまく再構築するのに役立ちます。

ただし症状の程度によっては、応急処置だけでは十分でないこともあります。孤独のあまり自分や誰かを傷つけたくなったり、この世から消えてしまいたい気持ちになっているときは、すぐに専門家に助けを求めましょう。まずは最寄りの病院に行き、今後の対処について相談してみてください。

また、つらくて応急処置をする余裕がなかったり、応急処置の効果がうまく現れない場合にも、心の専門家に相談してみることをおすすめします。状況が改善しない原因をつきとめ、前に進むための精神的なサポートを与えてくれるでしょう。

第 3 章

大切なものを失ったとき

——喪失、トラウマ

喪失とトラウマは、人生の避けがたい一面です。愛する人を失う。暴力や犯罪におびやかされる。体の機能が損なわれる。テロや戦争に日常を踏みにじられる——。

そうした体験は、人の心に大きな傷を残します。回復には時間がかかりますし、後遺症を残さないように細心の注意を払う必要があります。

骨折をしたときギブスで固定するように、心のトラウマから立ち直る過程でも、正しいケアが不可欠です。無理に動かしたり、曲がったまま固定したりすると、あとで不具合が出てくるかもしれません。

喪失とトラウマの傷は、自分ひとりでは治せないほど深くなることもあります。症状が深刻なときは我慢せず、病院やカウンセリングで専門家の力を借りる必要があります。

一方で、私たちが出会う喪失体験の多くはそこまで深くないものです。たとえば失業したとか、友達とケンカ別れをした、長寿だった祖父母が亡くなったなどの場合、もちろん最初は悲しいですが、そのうちに立ち直ることができます（ただし、受けとめ方は人それぞれです。失業したせいでホームレスになり、立ち直れなくなることもあるかもしれません。その人の経験や状況により、傷の深さは変わってきます）。

どの程度の傷であれ、回復のプロセスは基本的には同じです。折れた心の骨を寄せ集めて正しい形に戻し、元通りにくっつくのを待つのです。正しい手当てをすれば回復が早まりますし、うまくいけば喪失やトラウマの体験から大切な何かを得ることができるかもしれません。

心の傷から立ち直る過程で、自分にとって大事なものを発見することがあります。家族や友人との絆が深まったり、生きる意味を見いだしたり、人生に感謝できるようになったという話もよく聞きます。**PTG（心的外傷後成長）**と呼ばれる現象です[1]。

もちろん、「がんばればきっと成長できる」というような単純な話ではありません。傷の程度や心の状態、それまでの経験などによって回復の難しさは変わってきます。

それでも、正しい手当てをすれば、PTGが起こる可能性は確実に高まります。

まずは喪失とトラウマが心におよぼす影響を正しく理解しておきましょう。

喪失とトラウマが引き起こす症状

喪失とトラウマのもっともわかりやすい症状は、心の苦しみです。それにくわえて、大きく3つの症状があります。

まず、失ったものがあまりに大きく、自分が何者なのかわからなくなる症状。次に、ショックで世界の見え方が変わり、それまで信じていたことが信じられなくなる症状。そして最後に、失った人を裏切るような気がして、いつまでも次のステップに進めなくなる症状です。

それぞれの症状について、詳しく見ていきましょう。

症状1 失ったものを思いだして苦しくなる

大切な何かを失ったり、トラウマになるような体験をしたとき、まずやってくるのは心の苦しみです。まともにものが考えられなくなり、食事や入浴といった当たり前の作業も困難になります。

こうした苦しみのさなかでは、日常がまったく別のものに感じられます。そのなかで私たちは、多くの「初めて」を経験します。あの人を失ってから初めての食事。あの事件があってから初めて一人で過ごす夜。悪夢のようなできごとのあとで初めて鏡を見る瞬間。

このような「初めて」の日々は、長ければ数カ月続きます。離婚して以来初めてスーパーに買い物に行く日。失業して子どもにプレゼントを買ってやれない初めてのクリスマス。母親が死んで以来初めての家族行事。

一つひとつのできごとが、否応なく思い出を呼び起こします。もう戻ってこないのだと思うと目の前が真っ暗になり、深い悲しみに襲われます。

しかし**悲しみは、病気ではありません。正常な心の働きです。**

焼けつくような痛みも、やがて時とともに薄れていきます。そして私たちは少しずつ、時間をかけて、新たな現実を受け入れるのです。

時間は回復に欠かせない要素です。たいていは半年ほどでもっともつらい時期を抜けますが、傷の深さや生活への影響度によっては、それより長くかかります[2]。

いつまでたっても立ち直れない場合、喪失とトラウマに人生を支配される危険があります。悲しみに呑みこまれて自分を見失い、それまでどんなふうに生きていたかわからなくなります。以前は楽しかったはずのものごとに興味がなくなり、悲しみと痛みが心を埋めつくします。

過去の体験に閉じ込められ、人生がすっかり停止してしまうのです。

症状2 自分が何者かわからなくなる

グラントは営業職の優秀な男性で、友人とバスケットボールをするのが趣味でした。ある雪の日、彼は長距離の出張を終え、同僚の運転する車で空港から会社に向かっていました。後部座席でうとうとしていたとき、事故は起こりました。

「フロントガラスを突き破って道路に叩きつけられ、しばらく意識を失っていました。気がつくと、目の前に同僚の姿が見えました。死んでいました。とっさに起き上がろうとしましたが、体が動きません。見ると、自分の体が血まみれになっていて、脚が……両脚がなかったんです」

グラントはそう言うと、ごくりと唾を飲みました。初回のセラピーのときのことです。彼の表情は、それが簡単に口にできる話ではないことを物語っていました。

「そこで記憶がとぎれて……次に思いだせるのは病院です。手術を受けました。何度も何度も」

彼は1年以上にわたって病院を転々としました。度重なる手術がようやく終わると、今度は長く厳しいリハビリの日々です。体の痛みは徐々に落ち着きましたが、心のほうはそう簡単にはいきませんでした。

「あのとき死ねばよかったのに、と何度思ったことか。死んでいればらくだったんです。見舞いに来てくれる人もいましたが、誰にも絶対会いたくなかった。自分の姿を見るのもいやだった。あれから6年がたった今も、鏡を直視できないんです。鏡に映るのは、誰か見知らぬ人間です。僕の知っていた自分は、あのときすでに死んでいるんです。この壊れた体、このみじめな人間を僕は知らない。こんなの僕じゃないんです」

その長い苦しみを思うと、胸が痛みました。事故から6年がたつのに、心の骨はまだぼろぼろに砕けたままなのです。癒えることのない痛みを抱え、彼は新たな現実をいつまでも受け入れられずにいました。

喪失やトラウマを経験すると、それまでの現実が一気にくつがえされます。ときには自分という存在が根本から揺らいでしまうこともあります[3]。

事故以前のグラントは、自分のことを社交的でスポーツ好きなビジネスマンだと認識していました。ところが事故によって、スポーツも仕事も奪われました。

今やグラントは何者でもありません。ふたたび人生を生きはじめるためには、悲しみに覆い隠された本当の自分を見つけだし、自分の人生を再定義する必要があります。

喪失やトラウマを体験した人の多くは、多かれ少なかれアイデンティティの再構築を迫られます。たとえば、それまで会社人間だった人が職を失ったとき。幸せな妻だった人がひとりぼっちになったとき。運動好きだった人が身体能力を失ったとき。親であることに忙しかった人が、子どもを巣立たせたとき。

そんなときはいったん立ち止まり、自分を見つめ直す必要があります。今の自分には何が大事なのか。何をすれば、悲しみに埋もれた自分らしさを取り戻せるのか。

それが見つからなければ、心の穴は埋まりません。自分が何者なのかわからないまま、失ったものの大きさに打ちひしがれ、不安と怒りの嵐のなかをきれぎれに漂いつづけることになるのです。

症状3 世界がわけのわからない場所になる

世界を理解したいと思うのは、人の基本的な欲求です。

私たちは自分なりのやり方で、世の中のしくみを理解しています。たとえ普段は意識していなくても、特定の枠組みを使って日々の体験を解釈しているのです。

何を信じ、世界をどう解釈するかによって、人の行動は変わってきます。人生に意味や目的を感じられるのも、そうした枠組みがあるからです。

ある人は「神の意志」が世界を動かしていると思っていますし、別の人は「因果応報」がこの世の理《ことわり》だと思っています。「あらゆることには理由がある」と思っている人もいれば、「全部ただの偶然だ」と思っている人もいます。世界が公平だと思うか不公平だと思うか、努力が報われると思うか無意味だと思うか、すべては人の世界観が決めることです。

そうした認識の枠組みを、喪失やトラウマ体験は根底から揺るがします。[4] **それまで信じていた世界がガラガラと音を立てて崩れ去り、わけのわからない世界に投げだされる**のです。

私たちは「こんなはずじゃなかった」と思い、異質なできごとをなんとか自分の枠組みにはめ込もうとしますが、その枠組みは以前のようには機能しません。私たちは悩み、迷い、たしかな答えを求めてあてもなくさまよいはじめます。

「いったいどうして、あんなことが起こったのだろう？」

答えの出ない問いが頭から離れなくなり、思考は同じところをぐるぐるとまわりつづけます。なぜあのようでなくてはならなかったのか。あのとき自分がこうしていたら何かが変わっていたのか。

そこにあるのは無数の小さな可能性です。もしもあのときほんの一瞬でも引き止めていれば、すべては元通りうまくいったのではないか？

9・11の同時多発テロが起こったあと、多くの患者がそのように語るのを聞きました。

「1本遅い電車に乗っていれば、彼女はまだオフィスに着いていなかったはずなのに」

「ボストンなんかに引越していなければ、あいつはあの飛行機に乗らずにすんだんだ」

「あそこで立ち止まったりしなければ、がれきに直撃されることもなかったのに」

こうした「もしも」は尽きることがありません。

たいていは半年ほどで自分なりの落としどころが見つかりますが、ときには何年たっても答えが出ないこともあります。**過去に起こったことが消化できなければ、新たな現実を受け入れることもできません。**

それをふせぐためには、なるべく早いうちに新たな世界観を構築することが大切です。起こったことを受け入れ、それを含めて世界を見ることができれば、無数の「もしも」は徐々に消えていきます。手当てが早いほど現実への適応も早くなり、ＰＴＳＤ（心的外傷後ストレス障害）に苦しむ危険も減少します[5]。

症状4　過去にいつまでも閉じ込められる

マキシンという女性がセラピーにやってきたのは、50歳の誕生日を半年後に控えたある日のことでした。

「50歳になったら、記念に二人でアフリカに行って、本場のサファリを体験しよう」

ちょうど10年前に、彼女は夫とそう約束しました。それまでにも何度か海外旅行の話は出ていたのですが、なかなか踏みきれませんでした。一度もアメリカを離れたことがなかったのです。

「10年後なんて遠い先に思えましたけど、でもいい加減な気持ちで言ったわけじゃないんですよ。本気で行こうと思っていたんです」

その約束をしてから数カ月後、夫は重い頭痛を訴えはじめました。

「なかなか原因がわからなくて、次から次へと検査をしました。それから脳のスキャンをしましたら、腫瘍が見つかったんです。持って3年だろうと言われました」

二人は幾晩も泣き明かしました。脳の手術など何があるかわからないと言って、夫は手術を不安がりました。

手術が終わって退院したら、すぐにサファリに出発しましょう——手術室に向かう直前、彼女は夫にそう提案したそうです。

「それから世界中を旅しましょう、二人に残された時間を好きなだけ旅して暮らしましょうと言ったんです。あの人はにっこりと笑いました。数週間ぶりに見る笑顔でした」

彼女はそう言うと、目尻をそっとぬぐいました。

「でも2時間後にあの人、死んだんです。そのまま、手術室のなかで」

声が震え、涙がぼろぼろと流れます。

「本当につらくて……今でも毎日話しかけてしまうんです。朝起きたときや、仕事から戻ったときに。週に一度はあの人の好物をつくります。おかしなことだとわかっていますけど、なんだか気がらくになるようで、やめられないんです」

彼女はじっと黙りこみ、それから顔を上げました。

「もうすぐ、約束の誕生日です。どうすればいいのか……夫との約束どおり、アフリカに行こうかとも思うんです。でも一人でそんなことをしたら、夫の不在に打ちのめされそうで」

マキシンと夫はもともと、アウトドアが好きな活動派でした。友人たちとキャンプに行くことも多かったそうです。

しかし夫が亡くなってからというもの、人に会うことが億劫になりました。キャンプにもいっさい行きません。連絡をとる相手といえば、西海岸に住む妹だけ。ごくたまに同僚と夕食を共にする以外は、人づきあいをほとんどやめてしまいました。

新しい恋人をつくってはどうかと提案すると、彼女はすぐさま首を振りました。

「できません。あの人を裏切るような気がしますから」

大切な人を亡くしたあと、このように内にこもる人は少なくありません。いつまでも忘れられず、頭のなかで死んだ人に話しかけ、まるでその人に見られているかのように行動します。

普通、そういうのは一時的なものです。人は時間とともに愛する人の不在を受け入れ、少しずつ前に進みだします。友人たちとのつきあいを取り戻し、趣味に打ち込み、新たな人間関係を築くことができるようになります。

しかし、ときには前に進めなくなることもあります。亡くした人の姿がいつまでも頭から離れず、過去のことばかりが思いだされ、死んだ人のほうに気持ちがすべて向かうのです。

この状態は、放っておけば数年あるいは数十年も続くことがあります。

喪失とトラウマの傷を手当てする方法

喪失とトラウマの体験は、日常を粉々に打ち砕き、人間関係を損ない、ときには自分自身のアイデンティティさえ破壊します。それを修復するためには、まず心の痛みを手当てして、心のかけらを少しずつ継ぎあわせていくことが必要です。

これからそのための方法を紹介しますが、症状がひどい場合は無理をしないで病院に行ってください。強烈なトラウマ体験は心に大きな傷を残します。苦痛があまりに大きかったり、何年も立ち直れなかったり、PTSDの症状（フラッシュバックや悪夢、感情の麻痺、過度の警戒心や不安など）がある場合、まずは専門家に相談しましょう。

手当ての前に知っておいてほしいこと

悲しみから立ち直るプロセスにそって、3種類の手当てを紹介します。

手当てA（心の痛みをやわらげる）では、喪失とトラウマの苦しみに対処する方法を学び、考え方の偏りを修正します。

手当てB（失われた自分を取り戻す）では、自己のアイデンティティを再構築する方法を学びます。

手当てC（悲しみから意味をつかみとる）では起こってしまったことを理解し、それを自分にとって意味のある経験に変えていきます。

かならずAからCの順番に実行してください。心の痛みが大きいときには自分を取り戻す作業は困難ですし、自分が何者かわからない状態のままでは、できごとの意味を見いだすこともできないからです。

これらの手当て自体が苦痛だったり、とても困難に感じる場合は、無理をしないで専門家に相談してください。

手当てA　心の痛みをやわらげる

9・11の同時多発テロが起こったとき、私の患者たちも多かれ少なかれ心に傷を受けました。患者だけでなく、セラピストにとってもきつい時期でした。

私の患者のなかにも、あのビルで働いていて亡くなった人がいます。怪我をした人もいますし、親しい友人や家族を亡くした人もいます。

多くの人は私にあのときの体験を語り、セラピーを通じて喪失とトラウマから少しずつ立ち直っていきました。ただし、心に深い傷を負った患者のなかには、けっしてテロのことを話したがらない人もいました。

語ることが癒しにつながる、とよく言われます。

しかし、実を言うと、**語らないほうがいいこともある**のです。[6]

軍や米連邦緊急事態管理局（FEMA）では、トラウマのケアに「デブリーフィング」という手法を使っています。心に傷を受けたできごとをつぶさに思いだして語るという手法です。なるべく早く実施すれば、それだけPTSDのリスクが減ると言われてきました。

ところが最近の研究によって、そのやり方が逆効果になる可能性がわかってきました。

脳科学の研究によると、私たちは「思いだす」ことによって、記憶を少しずつ書き換えているそうです。[7]悲しい気持ちで思いだした記憶には、それだけ悲しい色がつきます。ですから、心の痛みが癒えない段階で詳細を思いだすというやり方は、できごとの記憶と心の痛みをセットにして脳に書き込んでいるようなものです。

そんなことをしたら、もとになったできごとを思いだすたびに強い苦しみを味わうことになります。フラッシュバックが起こったり、トラウマとなったできごとが頭から離れなくなったりするかもしれません。

語らないことが癒しになることもある

もちろん、語ること自体が悪なのではありません。語りたいときには、好きなだけ語るほうがいいでしょう。ただし、語りたくない人に語らせるのは危険です。トラウマ体験を語りたがらない人たちは、語らないことによって気持ちをうまく処理している可能性があるからです。[8]

そのことを示唆する研究結果もあります。偶然にも9・11の同時多発テロの1カ月前に、2千人を対象にしたオンライン調査が開始されていました。[9] テロのあと、研究者は参加者たちに、もし書きたいと思えば調査用ウェブサイトに自分の気持ちや考えを書くよう指示しました。4分の3程度の人が書くことを選び、残りは書かないことを選びました。

研究者たちはその後2年間にわたり、参加者の心の状態を追跡しました。その結果、テロの現場から物理的に近い距離にいた人については、**書かないことを選んだ人のほうがPTSDの症状が少ない**ことがわかりました。さらに、書いた量が多い人ほど、2年後の心の状態は悪いという結果が出たのです。

この研究は、場合によっては語ることが逆効果になることを示しています。

大切なのは、自分の気持ちを無視しないことです。語りたいと思えば語ればいいし、語りたくないのに無理に語ることはないのです。「思いだしたくもない」と感じるなら、思いださないほうが賢明です。

9・11テロのときに、がれきに直撃されて怪我をしたある男性は、なるべくそのことを思いださないように日々を過ごしていました。もちろん簡単なことではありません。テレビはテロのことばかり取り上げ、街を歩けば行方不明者のポスターが並んでいます。建物の被害やがれきもそこらじゅうで目につきました。

彼はそんななかでも、できるだけ情報を遮断しようと努めました。地下鉄に乗れば雑誌に顔をうずめ、職場では休憩室の世間話を避け、親しい友人や家族には自分の前でその話をしないように頼みました。周囲の人に必要な対処を伝えるというのは、実にいい考えです。そうやって彼は、自分に合った形でトラウマを処理していきました。

それとは逆に、誰かに気持ちを話したい、共有したいと感じる人もいるでしょう。その場合は、話すことでうまく気持ちを処理できる可能性があります。多くの宗教も、気持ちを共有することで悲しみを癒やしてきました。

たとえばユダヤ教にもアイルランドにも、死者を悼《いた》むために家族や友人が集まり、悲しみや思い出を大いに語り合う風習があります。安心できる人びとに囲まれて気持ちを話すことで、心の傷をできるだけ軽くしようという知恵です。

身近に話せる相手がいないなら、亡くなった人に手紙を書くという方法もあります。生きているうちに伝えられなかった思いを言葉にすれば、気持ちがいくらか落ち着くでしょう。

どんなやり方を選ぶにせよ、焦りは禁物です。**心の傷を癒すためのいちばんの薬は、時間**なのです。

手当てAのまとめ

用法・容量……喪失やトラウマ体験の直後から使用する。自分の気持ちを無視せず、語りたいなら語り、避けたいなら避けるようにする。

主な効果……心の痛みをやわらげ、傷の悪化をふせぐ。

手当てB　失われた自分を取り戻す

マキシンは最愛の夫を亡くしたときに、自分の一部も失いました。

彼が死んでからというもの、彼女はキャンプやハイキングに行かなくなり、友人たちと会うのもやめました。人生の大事な一部だったものを、すっかり手放してしまったのです。喪失やトラウマ体験のあとで、人に会わなくなったり、外に出なくなったりするのは珍しいことではありません。つらい思いをしているときは、誰でも内にこもりたくなるものです。

しかし、いつまでたっても外に出られず、人生を取り戻せなくなるのは問題です。アウトドア活動や友人との交流を手放したことで、マキシンは自分の人生、ひいては自分自身の大事な一部を見失いました。活動的で社交的だった自分が消え、それに替わるものは見つかりません。彼女は何事にも興味が持てず、新しい友人もつくれないまま、ただ失ったものの大きさに打ちのめされていました。

そのように何年間も空虚感が消えない場合、積極的にその穴を埋めたほうがいいでしょう。具体的には、以前の趣味や友人を取り戻したり、あるいは新しい趣味や友人を見つけるのです。

失われた「自分」を取り戻すエクササイズ

次の1～6のステップで、自分の失われた一部を知り、それをうまく取り戻す方法を見つけましょう。マキシンのケースを例にあげながら説明します。

〈注意〉つらいできごとの直後で気持ちの整理がついていない場合、無理にこのエクササイズをしないこと。心の準備ができてから実行しましょう。

1　自分の性格や特徴、能力のなかで、自分で気に入っていたもの、あるいは他人が高く評価していたものをすべて紙に書きだす。
（なるべく10個以上）

〈マキシンの場合〉

まじめ、前向き、冒険好き、好奇心がある、知的、リーダーシップ、アウトドア好き、キャンプのスキルがある、話がうまい、思いやりがある、気が利く、明るい、愛情深い、やさしい、社交的。

2　そのリストのなかで、以前にくらべて弱くなったもの、あるいは最近あまり発揮していないと思うものを選ぶ。
〈マキシンの場合〉

冒険好き、リーダーシップ、アウトドア好き、キャンプのスキルがある、話がうまい、気が利く、明るい、愛情深い、社交的。

3　2で選んだ特徴一つひとつについて、なぜそれが発揮できなくなったのかを文章に書いてみる。

〈マキシンの場合〉

（例：「冒険好き」について）

一人で冒険する気になれない。夫と一緒におもしろいことに挑戦するのが好きだった。誰とも分け合えない冒険はつまらないし、よけいに寂しくなる。

4　2で選んだ特徴一つひとつについて、どうすればもっとそれが発揮できるかを書いてみる（誰と一緒にいれば、どこへ行けば、どんな活動をすればいい？）。

〈マキシンの場合〉

最初のうち、彼女はこの問いに混乱しました。

「どうすれば冒険できるかって……一人きりでアフリカのサファリに行けっていうんですか？　夫がいないのに？」

「そうは言ってませんよ」私は訂正しました。「小さな一歩から始めたほうがいい。たとえば、短時間のハイキングなんてどうでしょう。一人きりで行く必要もありません。昔のアウトドア仲間に声をかければ、誰かハイキングにつきあってくれるんじゃないですか？」

彼女はハッとしたように黙りこみました。サファリに行くか行かないかで頭がいっぱいだったので、ちょっとしたハイキングに行くというアイデアが新鮮に映ったようです。

5　そのリストを、実行可能な順に並べ替える。気持ちの面で、あるいは予算や距離の面で、どれが実行しやすいか？

6　実行可能な順に、自分のペースで実行に移す。最初は気持ちの抵抗が大きいと思うので、無理のないように少しずつ進めること。

このようにリストにして一つひとつ実行していくうちに、自分の失われた一部を取り戻し、ふたたび前に進むことができるようになります。

手当てBのまとめ

用法・容量：日常生活に支障がない程度まで気持ちが回復してから実行する。
主な効果：もとの自分を取り戻し、人間関係を再構築する。
その他の効果：心の痛みをやわらげる。

手当てC　悲しみから意味をつかみとる

ヴィクトール・E・フランクルの名著『夜と霧』が世に出て以降、喪失とトラウマに対する「意味づけ」の重要性が広く知られるようになりました。数々の研究もその正しさを実証しています[10]。

脊髄損傷で運動能力を失った人、幼くして親を亡くした子ども、暴力や虐待を受けた人など、さまざまな喪失やトラウマに苦しむ人が「意味」を見いだすことによって回復へのきっかけをつかんできました。

耐えがたい経験からうまく立ち直るためには、**つらい経験を人生の物語のなかに正しく**

位置づけ、そこから自分にとって大事な意味を読みとることが不可欠なのです。

しかし、どうすればそんなことができるのでしょう？


意味づけのプロセスは、２つの段階に分けられます[11]。

理解の段階と、肯定の段階です。

理解とは、起こった出来事を人生の枠組みのなかにうまく配置し、筋の通った説明を見つけることです。平均的には、喪失やトラウマ体験から半年ほどで理解のプロセスが始まります（場合によっては何年もかかります）。理解不可能だった体験が理解可能になれば、心の回復が大いに助けられます。

一方、**肯定**とは、つらいできごとのなかに少しでもポジティブな面を見つけることです。たとえば「人生のありがたみに気づいた」「人生でやりたいことがわかった」「思いもしなかった道が開けた」などの気づきを得ることができます。

肯定のプロセスは、回復がある程度進んでから始まります。ですから、焦らないでください。心の傷がまだ血を流しているときに、無理にポジティブな面を探しても逆効果です。

ですが、ある程度の時間がたてば、そこに思いがけない恵みが見つかるかもしれません。それがうまく見つかった人は、そうでない人よりも心の状態が大きく改善されることがわかっています。

「どのように」ではなく「なぜ」を問う

心に傷を残すようなできごとが起こると、その場面を何度も思いだしてしまいます。そのときの経緯が脳内で何度もリピートされるのです。

マキシンの場合、最後に夫と話をしたときのことが何度も頭によみがえってきました。どのように約束をしたか、どんなふうに彼がにっこり笑ったか……。

思いだすこと自体は悪いことではありませんが、あまり長い期間続くのは問題です。いつまでも前に進めないまま同じシーンばかりが繰り返され、心の痛みがそのたびによみがえってくるからです。

このループを抜けだすために、思いだすときの考え方を少しだけ変えてみましょう。**「どのように」と考えるのをやめて、「なぜ」と考える**のです。するとと新たな側面が見えてきて、できごとの本当の意味に一歩近づくことができます。[12]

「なぜ」という問いは、私たちの視野を広げてくれます。ばらばらだったものごとがつながり合い、より豊かな文脈で事態を捉えられるようになります。単に被害者として悲しむのではなく、その意味を主体的に考えられるようになるのです。

マキシンは夫に先立たれてから10年間、一度もその意味について考えてきませんでした。「自分がこう言った、彼がこう言った」と考えるばかりで、「なぜ彼は死んだのか、彼の死は自分にとってどんな意味があるのか」という問いが思い浮かばなかったのです。

私がそのことを指摘すると、彼女は当惑しました。なんておかしなことを言うのだろうと思ったようです。しかし、いったん「なぜ」について考えはじめると、夫と話した場面を思いだす回数がたちまち減りました。

10年間同じところをまわりつづけたあと、マキシンはついに新たな考え方の扉を開き、彼の死を受け入れる方向に進みはじめたのです。

「もしもこうだったら……」と考える

いやなことが起こったとき、私たちは「もしもこうだったら……」と考える傾向があります。

「もしも別の道を通っていたら、彼は死ななくてすんだのに」

「もしもあの店に入っていなかったら、襲われることもなかったのに」

こうした思考は、一見ただの現実逃避に見えます。「もしも」を考えるよりも現実を受け入れろ、と言われるかもしれません。

しかし科学的には、「もしも」が大いに有用であることがわかっています。「もしも」を考えることは現実逃避ではなく、「そうなるべくしてなったのだ」と納得するための大事な一歩なのです[13]。

「なぜ」という問いと同じように、「もしも」という考え方は抽象的な思考を必要とします。ものごとのあいだに関連を探し、さまざまな側面を分析し、より大きな視野で現実を捉える作業です。

それはそのまま、意味づけの作業につながります。堂々めぐりの思考を打ち破り、新たな理解に到達する第一歩になるのです。

そのためのコツは、**良い可能性だけでなく、悪い可能性を考える**ことです。「こうしていたらあんなことは起こらなかった」と考えるだけでなく、「もしもこうしていたら、もっとひどいことになっていた」と考えるのです。

この2つの思考を組み合わせることで、起こってしまった現実を人生にうまく位置づけることができます。

エクササイズ「もしもこうだったら……」

〈注意〉このエクササイズは痛みをともなう場合があるので、十分に心の準備ができてから実行すること。「まだ考えるのはつらいな」と思ったら、しばらく先延ばしにしましょう。また、こうした考え方に違和感を感じる場合は、途中でやめてもかまいません。

紙かパソコンを用意して、次の1から4の問いに対する自分なりの答えを書いてみましょう。

1　もしもあのできごとが起こらなかったら、あなたの人生はどんなふうに違っていたと思いますか？

2　もっと悪くなっていた可能性があるとすれば、どんな場合ですか？

3　もっと悪い事態にならなかったのは、どういうことのおかげですか？

4　もっと悪い事態にならなかったことで、自分の人生はどれくらい良くなったと思いますか？

書き終わったら、次のエクササイズに進む前に少なくとも1日は時間を置いてください。これまでとは違う考えや気づきが頭に浮かんでくるかもしれません。新たな捉え方が十分に滲《し》み込んだと感じてから、次のエクササイズに進みましょう。ときには何カ月もかかる作業なので、気長に取り組んでください。どうしても準備ができないと感じたら、飛ばして次に進んでも大丈夫です。

喪失やトラウマが与えてくれること

どんな耐えがたい体験も、終わってみれば何かを与えてくれます。

喪失やトラウマ体験に意味を見いだすためには、**そこから学べる教訓や、今後に生かせる何かを見つけること**が大切です。

それは簡単なことではありません。時間もかかります。それでも何か得られるものが見つかれば、やがてそこに意味が見えてきます。自分のやるべきことがわかり、人生にたしかな手応えが生まれます。

たとえば珍しい病気で亡くなった人の遺族が、その病気の研究に役立てるための基金を立ち上げた例があります。性的暴行の被害者が、暴力を避ける方法や被害から立ち直る方法について人びとに啓蒙しています。２００１年の９・11同時多発テロのときには、恋人や家族を亡くした人たちが、率先して追悼施設の企画に参加しました。

つらい体験から時間がたち、落ち着いて思いだせるようになったら、それを今後に生かす方法をぜひ考えてみてください。そして考えたことを、行動に移してください。たとえば、家族の大切さを学んだなら、それを言葉や態度に表しましょう。家族と過ごす時間を増やしたり、より充実した過ごし方ができるように工夫してみるといいでしょう。

頭でわかっただけでは、その効果を十分に感じることはできません。[14] 現実の行動に移したとき、人生はより豊かになり、つらい体験から得たものを体で実感できるのです。

いい面を探すエクササイズ

リラックスできる環境で、たっぷりと時間を確保して実行しましょう。

10年後の自分を想像してください。

あなたはこれまでに、何かすばらしいことを成しとげてきました（たとえノーベル賞クラスでなくても、自分にとって意味がある何かです）。10年後のあなたは静かな部屋に腰を下ろし、これまでの道のりを振り返ります。

どのようにして今の（10年後の）自分にたどり着いたのか、自由に想像して次の空欄を埋めてみましょう。

1　10年前には、あんな悲しいできごとが（　　　　）につながるとは想像もできなかった。

2　自分がやってきたことは、とても大切なことだと思う。なぜなら、（　　　　）。

3　現在の道を選んだきっかけは、（　　　　）。

4　こうしてうまくいったのは、人生の優先順位を（　　　　）というふうに変えたから。

5　優先順位を変えたおかげで、次のような変化が起こった。（　　　　）。

6　そして自分の人生の目的が（　　　　）であることに気づいた。

手当てCのまとめ

用法・容量……つらいできごとを落ち着いて振り返れるようになってから実行する。あまりにいやな気持ちになったり、やりたくないと感じたらやめること。

主な効果……心の痛みをやわらげ、自分の失われた側面を回復して、世界に対する信頼感を取り戻す。

その他の効果……人との関わりを取り戻す。

◆こんなときは専門家に相談しよう

あまりに大きなものを失ったり、喪失やトラウマ体験が人生を大きく変えてしまった場合、自分一人でなんとかするのは難しいかもしれません。つらいときは、いつでも心の専門家に話してみましょう。

とくにＰＴＳＤの症状（フラッシュバックや悪夢、感情の麻痺、過度の警戒心や不安など）がある場合は、トラウマに詳しい病院やカウンセラーを探すことをおすすめします。また、この章で紹介した手当ての効果が感じられない場合も、一度専門家に相談してみるといいでしょう。

心の痛みが激しく、自分や他人を傷つけたい気持ちになっているときは、すぐに助けが必要です。まずは最寄りの病院に行き、今後の対処について相談しましょう。

第4章

自分が許せなくなったとき

――罪悪感

罪悪感は、誰にでもある感情です。

人を傷つけたり、やってはいけないことをしてしまったと感じるとき、私たちは罪悪感に苛《さいな》まれます。

誰のことも傷つけず、つねに正しく生きられる人などいません。どんなに思いやりのある人でも、どこかでうっかり誰かを傷つけています。

人はどれくらいの時間を、罪悪感とともに過ごすのでしょう？

心理学の研究によると、人が軽い罪悪感を感じるのは1日のうちおよそ2時間。そここの罪悪感を感じるのは週に5時間。大きな罪悪感を感じるのは1カ月に3・5時間程度だそうです。[1]

罪悪感の主な役目は、やるべきでないことをやっている（やりそうだ）と警告することです。[2]ダイエット中にお菓子を食べたり、仕事を後回しにしてゲームをしたりしているとき、罪悪感のシグナルがやってきます。そのおかげで「やっぱりやめておこう」と行動を修正したり、できるだけ挽回しようと努力したりできるのです。

人との関係をうまく保っていけるのも、罪悪感のおかげです。

口論の途中で恋人が泣きだしたとき、私たちは「言いすぎたかな」と感じて態度をやわらげます。仕事が忙しくて母親の誕生日を忘れていたとき、私たちは「しまった！」と感じてすぐにメールや電話をします。友達の秘密をうっかり漏らしたとき、私たちは全力で謝り、場合によっては夕飯をおごるなどして関係を改善しようとします。

このように、**罪悪感は私たちの味方**です。罪悪感のおかげで、大きなまちがいをしなくてすむのです。

ちょっとした罪悪感は、すぐに消えます。約束を破って友達にいやな顔をされても、夕飯をおごって仲直りすればすっきりした気持ちになれるでしょう。ダイエット中に揚げ物を食べてしまっても、次の日にヘルシーな食事を心がければ「まあいいか」と思えてきます。

ただし、罪悪感にも厄介な側面はあります。

小さな罪悪感は味方ですが、大きすぎる罪悪感は心の毒です。私たちの心をかき乱し、大切な人との関係をぶち壊しにしてしまいます。

しかも、いったん心が罪悪感の毒に侵されると、それを取り除くのは容易なことではありません。一度芽生えた罪悪感が数年～数十年にわたってつきまとうという研究結果もあります。

心に巣食った罪悪感は、私たちの心と体にさまざまな悪影響をおよぼします。

解消されない罪悪感が心を汚染する

罪悪感には、自分に対するものと、他人に対するものがあります。

自分との約束を破ったとき、私たちは後ろめたい気持ちになりますが、それをいつまでも抱えつづけることは稀《まれ》です。先月の飲み会で食べすぎたからといって、夜中に悪夢にうなされ汗びっしょりで飛び起きる人はいないでしょう。仮に後ろめたさが消えなかったとしても、それは罪悪感というより後悔に近いものになります。

一方、他人に対する罪悪感は、心の毒になる場合があります。[3]「誰かを傷つけた」という罪悪感が、心に大きな影を落とすことがあるのです。

心に悪影響をおよぼす罪悪感には、主に3つの種類があります。**解消されない罪悪感**、**生存者の罪悪感**（サバイバーズ・ギルト）、そして**別れの罪悪感**（またはそれに関連する、**裏切りの罪悪感**）です。

解消されない罪悪感はもっともよく見られる症状で、いつまでも心からやましさが消えない状態のことです。

私たちは自分で思っているよりも、謝るのが下手です。[4] 心では悪いと思っていても、うまく伝えることができず、罪悪感を溜め込んでしまいます。

あるいは謝っても許されない場合もあります。相手が自分のことを許してくれなければ、たとえ謝ったとしても罪悪感は消えません。場合によっては、もう謝ることのできない状況になることもあります。

こうしたときに、罪悪感は私たちの心に根を張り、解消されないまま心を汚染しつづけるのです。


一方、悪いことをしていなくても罪悪感に苛まれる場合もあります。

戦争や事故や病気などで大切な人を失ったとき、人は生存者の罪悪感に苛まれます。亡き人を思いだしてしまって、日常生活を普通に送ることが難しくなります。なぜ死んだのはあの人なのか、なぜ自分ではなかったのかと自問し、その死に責任を感じてしまうこともあります。

生存者の罪悪感があまりに強いときには、ＰＴＳＤ（心的外傷後ストレス障害）の症状も同時に発生しがちです。その場合はこの章で紹介するような応急処置ではなく、ＰＴＳＤの治療を受ける必要があります。戦争や事故などの痛ましいできごとで大切な人を亡くしたようなときは、トラウマ治療に詳しい病院やカウンセラーに相談してみましょう。

悪いことをしていなくても罪悪感は発生する

生存者の罪悪感には、前後の状況が大きく関わってきます。ケンカをした直後に弟が車にひかれたとか、友達からの電話やメールの着信を放置していたらその夜に自殺したというような場合です。

そうしたなかでも不運な例が、バディ・ホリー（ロックンロール草創期の有名ミュージシャン）のバンドでギターを弾いていたウェイロン・ジェニングスのエピソードでしょう。

ジェニングスはホリーと一緒に小型飛行機に乗る予定でしたが、前日になってやはりバスで行くことに決めました。J・P・リチャードソンというミュージシャンが体調を崩していたため、飛行機の席を譲ったのです。

その小型飛行機が墜落し、乗っていた全員が亡くなりました。

それだけでも罪悪感を引き起こすには十分です。しかしジェニングスを苦しめた原因はほかにもありました。出発する直前、冗談でこんな会話を交わしていたのです。

ホリー「じゃあな、おんぼろバスが立ち往生することを願ってるぜ！」

ジェニングス「ああ、おまえらの飛行機なんか墜落しちまえ！」

後にジェニングスはミュージシャンとして大きな成功をおさめましたが、リチャードソンの死と、ホリーとの最後の会話は、すさまじい罪悪感となって彼を絶え間なく苦しめつづけました。

ジェニングスのエピソードは極端な例ですが、もっと日常的な状況でも生存者の罪悪感は発生します。

自分が人より恵まれていると思うとき、私たちは相手に同情し、自分が有利な立場にいるのを後ろめたく感じます。悪いことをしたわけではないのに、自分が悪いような気になってしまうのです。

たとえば、仲のいい同僚を差し置いて自分だけ出世したとき。姉が失恋したタイミングで、自分が恋人からプロポーズされたとき。一緒に受験した親友が大学に落ちて、自分だけ合格したとき。

自分に非がないぶんだけ、生存者の罪悪感はよけいに厄介です。謝ろうにも、謝るべきことがないからです。解決すべき対象が見つからないまま、罪悪感はまるで壊れた警報ベルのようにいつまでも鳴り響き、私たちの心をぎりぎりと締めつけます。

いい子を苦しめる裏切りの罪悪感

別れの罪悪感は、誰かを後に残していくときに感じる罪悪感です。

たとえば、子どもをベビーシッターに預けて外食に出かけるとき。年老いた親と離れて暮らすとき。自分の目標のために、家族を残して海外赴任や留学に行くことを決意したとき。何も悪いわけではないのに、どこかやましさを感じます。

とりわけ家族や友人との心理的な距離が近く、相手に恩義を感じているような場合には、**裏切りの罪悪感**を感じることもあります。これは自分の選択が相手の期待と一致しなかったり、相手の価値観に反するようなときに起こる罪悪感です。

自分がこれをすることで、相手は暗に非難されたと感じるのではないか。ショックを受けて、傷つくのではないか。そんな思いが罪悪感となり、心に重くのしかかります。

私のセラピーに来たある母親は、娘から同性愛者であることをカミングアウトされて思わず怒鳴りつけました。

「私に何の恨みがあってそんなことを⁉」

娘はカチンときて言い返しました。

「ママに迷惑かけてるわけじゃないでしょ？　あたしはただ、自分らしく生きたいんだよ！」

しかしそう言ってすぐに、娘はとつぜん泣き崩れました。

「ごめんなさい、ママ、本当にごめんなさい……」

こういった状況は、親子のあいだでよく起こります。

子どもが自分と違う生き方を選んだとき、多くの親が「裏切られた」と感じるのです。そして親はそのことを無遠慮に表現しがちです。もちろん親だけでなく、子どものほうも親の冷たい言動や理解のなさに「裏切られた」と感じることでしょう。それでも、裏切りの罪悪感に苦しむのは、圧倒的に子どものほうです。

別れの罪悪感や裏切りの罪悪感が厄介なのは、**自分らしく生きたいという健全な欲望が阻害される**点です。

自分の時間を持ち、自分でやりたいことを選び、自分の気持ちを大事にする。それは人が生きていくうえで必要なことです。それなのに、そう望むこと自体が悪いことであるかのように感じ、罪悪感に苛まれるのです。

こうした有害な罪悪感が長引けば長引くほど、その毒は心に浸透し、人生に大きなダメージを与えます。

罪悪感が引き起こす症状

罪悪感が引き起こす症状には、2つのタイプがあります。

1つめは、自分の生活や幸福を損なう症状。気分が沈み、自分自身のことに気がまわらず、生活がうまくいかなくなります。また、自分を罰する行動に出てしまうこともあります。

2つめは、人間関係を壊す症状。罪悪感が大きすぎたり、いつまでも解消されないときには、罪悪感を感じる相手とのコミュニケーションが阻害されます。関係がぎくしゃくし、相手と誠実に向き合うことが難しくなるのです。その毒はやがて周囲にも広がり、家族や友人グループの仲を壊す結果になることもあります。

罪悪感は放っておくとだんだん強まり、自責や自己嫌悪の感情へと変化します。そうなると自分の行動だけでなく、自分の存在そのものが悪いと思えてきます。自分が嫌いになり、やがてうつ病になる可能性もあります。

そうならないためにも、早めに手当てして悪化をふせぐことが大切です。まずは罪悪感の症状とその影響について、きちんと理解しておきましょう。

症状1　自分を責め、日々の生活を楽しめなくなる

罪悪感にはさまざまなレベルがあります。

比較的軽いときには、後ろめたさが心のどこかに引っかかっている程度です。なんとなく仕事に集中できなかったり、ミスが増えたりするかもしれません。

もっと重い罪悪感になると、罪の意識で頭がいっぱいになり、日常生活に支障が出てきます。

大学卒業を数カ月後に控えたヨシは、大学最後の春休みに私のセラピーにやってきました。ヨシの両親は、30代前半でアメリカに移住した日本人です。どちらも医師の資格を持っていましたが、アメリカで医師の仕事を手に入れるのは難しく、妥協して研究職についていました。

ヨシが全米トップレベルの医学部進学課程がある名門大学に入学したとき、父親は大喜びしました。「人生で最高のできごとだ」と言い、息子がエリート医師への道を進んでくれると信じて疑いませんでした。

「父の望みは、僕がこのままハーバード・メディカルスクールに行って、医者として成功することです」とヨシは言います。「自分たちが果たせなかった夢を、僕に叶えてほしいと思ってるんです」

ヨシは両親の大きすぎる期待を一身に受けて生きてきました。話を聞くうちに、それは単なるプレッシャーを超えて、強迫観念に近いものになっていることがわかりました。

「最初の授業のときから、もういやだと思っていました。1年間がんばったけど、成績はさんざんで。そもそも向いてないんです。医学がやりたいわけでもないし。だから専攻を変えました。だけど、親がどんなに悲しむかと思ったら、どうしても言いだせなくて」

ヨシは浮かない顔で言いました。

「ずっと嘘をついてきたんです。ずっと。親の苦労を無駄にしたとは言えなくて。だけど、もうすぐ卒業で……そうしたら、もうだめだ、全部ばれてしまう！」

彼は両手で顔を覆い、ひとしきりすすり泣きました。

「罪悪感で、もう吐きそうなんです。親が知ったら、どんな顔するかと思って。無理して高い私立校に入れてくれて、それなのに……。親はもうすぐハーバードからの入学許可が来ると思って、今か今かと待ってます。本当のことを知ったら……だめだ、そんなことできません！」

ヨシの目からふたたび涙があふれだしました。

「どうしたらいいかわからないんです。そのことで頭がいっぱいで、勉強どころじゃないし。もう何も考えられないんです」

彼はもう限界でした。3年間ずっと罪の意識に耐えてきたのです。罪悪感は彼を絶え間なく小突き、脅し、苦しめました。もう無視することは不可能でした。集中力がなくなり、考えがまとまらず、残り少ない学生生活を続けることさえおぼつかなくなっていたのです。

ハリー・ポッターにも登場する自罰傾向

罪悪感に苛まれるとき、私たちの思考は混乱し、仕事や勉強に集中できなくなります。[5] 気分が落ち込み、何をしても楽しく感じられません。

罪悪感の影響力をわかりやすく示した実験があります。[6] 健康な学生を3つのグループに分け、ひとつのグループには罪悪感に関係した単語をほんの一瞬ずつスクリーンに映しだして見せました。一瞬なので意識的には把握できませんが、直後の行動には影響するような刺激です。別のグループには悲しみに関連する言葉を見せ、もうひとつのグループ（対照群）には特徴のない中立的な言葉を見せました。

そのうえで参加者たちに、もしも50ドルのクーポンをあげたら何に使うかと尋ねたところ、興味深い結果になりました。悲しみのグループと中立的なグループでは音楽や映画などの答えが出てきたのに対し、**罪悪感のグループだけが「文房具」や「参考書」といった遊び心のない答えを選んだ**のです。

このような傾向は、とくに生存者の罪悪感を抱える人に顕著です。子どもを事故や病気で亡くした親、痛ましい事件の遺族、夫や妻に先立たれた人などは、必要以上に自分を戒め、楽しいことを考えることさえできなくなります。

罪悪感が強い場合、自分を罰する傾向が出てくることもあります。自分の立場を悪くする言動をしたり、自分の心や体を傷つけたりしてしまうのです。[7]

とくに自覚していなくても、無意識のうちに自罰傾向が出ていることはあります。ある研究によると、罪悪感を感じる状況（別の人の宝くじを横取りする）に置かれた参加者は、そうでない人よりも強い苦痛をともなう電気ショックを受け入れることがわかりました。[8]とりわけ、自分が傷つけたと思う相手が見ている前では、その傾向が顕著でした。

同様に、氷水に自分の手を何秒つけていられるかという実験でも、罪悪感を感じている参加者のほうがずっと長く苦痛を我慢する結果になりました。[9]たかが宝くじ1枚で、明らかな自罰傾向が出てくるのです。

罪悪感のために自分を罰する傾向は、ドビー効果とも呼ばれています。[10] 映画『ハリー・ポッター』シリーズに出てきた「屋敷しもべ妖精」のドビーを覚えているでしょうか。「ドビーは悪い子！」と言って壁に頭を打ちつけるドビーの行動は、罪悪感による自罰の典型的な例です。

自分を罰することによって後悔の念を表明し、解消できない罪悪感をなんとか軽くしようとしているのです。

症状2　人間関係が壊れる

罪悪感を感じる相手とは、関係がぎくしゃくします。

後ろめたい気持ちを感じていると、行動が不自然になります。なるべく顔を合わせないように、露骨に避けてしまうこともあります。相手のほうもそれを感じてよそよそしくなり、さらには周囲の人たちとの関係までおかしくなっていきます。

まるで**水路に毒が撒かれたように、コミュニケーションの支流すべてが汚染されていく**のです。

放っておくと、友人や家族全員との関係が壊れてしまいます。罪悪感の原因となった行動よりも、こちらのほうがよほど人間関係には有害です。

専業主夫のブレイクと、製薬会社で営業をしている妻のジュディは、もともと子育ての悩みで私のセラピーにやってきました。三人いる子どものうち二人がＡＤＨＤ（注意欠陥・多動性障害）と診断されており、手を焼いていたのです。

ところがある日、ジュディの過去の浮気をほのめかすメールが見つかり、セラピーの話題はそのことに置き換わりました。

夫のブレイクが問いただすと、ジュディはすぐに事実を認めました。

「一度だけだったの。今でも後悔してる」とジュディは言いました。「仕事のあと飲みに行って、つい勢いで。だけど好きでもなんでもなかったんだよ。本当に、バカなことをしたと思う」

何かの誤解であってほしいと思っていたブレイクは、がっくりとうなだれました。

「そうか、寝たのか」彼は静かに首を振りました。「ほかの男と寝たのか……」

ジュディの顔が赤くなり、苦しそうにゆがみます。

「ごめんなさい。でも本当に、ただのまちがいだから。何の意味もなかったの。それだけは信じて」

離婚する気はない、とブレイクが言い、ジュディは少し安心したようでした。しかし浮気を許せるかどうかは別問題です。ブレイクはひどく傷つき、苦しんでいました。ジュディは夫の思い悩む顔を見るたびに、ひどい罪悪感に苛まれました。

二人の関係は何週間もぎくしゃくしたままでした。ジュディは営業という仕事柄、勤務中は明るく元気なキャラを演じていましたが、家にいるときは罪悪感に打ちひしがれました。

しだいにジュディは残業を増やし、家にいる時間を短くしました（浮気を疑われないように、30分置きに電話をかけて会社にいることを知らせましたが）。口実を見つけて親戚の集まりを避け、子どもの学校行事にも参加しなくなりました。

そのように罪悪感から逃げまわっても、事態は悪くなる一方です。ジュディと家族の溝は、どんどん深まっていきました。

罪悪感の傷を手当てする方法

罪悪感は、私たちがまちがった行動をしないように見張ってくれる警報装置です。行動を修正したり、相手に謝ったりすれば、普通はすぐに警報が解除されます。

しかし、取り返しのつかないことをしたり、相手がどうしても許してくれない（あるいは謝ることができない・謝るべきことがない）場合、解消されない罪悪感が心に溜まって毒を発しはじめます。

そうなると、心の応急処置の出番です。

手当ての前に知っておいてほしいこと

罪悪感の治療でもっとも効果的なのは、傷つけた相手と仲直りすることです[11]。相手との関係がすっかり元通りになれば、罪悪感はすぐに小さくなり、消えていきます。

手当てＡ（効果的な謝り方を身につける）では、そのための効果的な謝り方を紹介します。相手の気持ちを逆なでしないように、心理学的に正しい謝り方を身につけましょう。

手当てＢ（自分を許す）では、相手に謝ることが不可能だったり、関係を修復することが難しい場合の対処法を紹介します。罪悪感のもとを断つことはできませんが、毒をやわらげて心をらくにする効果があります。

手当てＣ（人生の楽しみを取り戻す）は、「生存者の罪悪感」と「裏切りの罪悪感」に特化した対処法です。悪いことをしていないのに罪悪感を感じるとき、どう対処すればよいかを検討します。

章の最後には、専門家の助けを求めるべきかどうかのガイドラインを示します。あまりにつらい場合は、一人で悩まず話をしてみましょう。

手当てA　効果的な謝り方を身につける

罪悪感を解消するための基本は、謝ることです。

心から謝罪し、それを相手が受け入れれば、もう罪悪感に苦しむ必要はありません。おたがいすっかり水に流して、先に進むことができます。

ところが、そう簡単にいかないのが現実です。[12] 謝ったのに許してもらえなかったり、謝ったつもりが相手をよけいに怒らせてしまうこともあります。

謝るというのは、思ったほど簡単なことではないのです。

私たちは子どものころから、悪いことをしたら「ごめんなさい」と言うようにしつけられてきました。しかし、同じ「ごめんなさい」でも、言い方によって印象がずいぶん違います。効果的な言い方を知らなければ、いくら謝っても相手に誠意が伝わりません。

謝罪についての研究は昔からありましたが、効果的な謝り方について具体的な研究が進んだのは最近になってからです。それでは最新の研究をもとに、相手の心に届く謝り方を学びましょう。

謝り方の基本は「反省・謝罪・お願い」

誰かに謝るときの基本は、反省・謝罪・お願いの3ステップです。

反省とは、あんなことをして悪かったという気持ちを表明することです。**謝罪**とは、ごめんなさい・すみませんという言葉そのものです。そして**お願い**とは、許してくださいと相手の許しを請うことです。この3つを心から言えば、相手もいやな気持ちにはならないでしょう。

ところが、実際に謝る場面になると、うっかり何かを忘れてしまいます。たとえば「ごめんなさい」と言っていないのに、言った気になってしまうのです。

治療の場でそれを指摘すると、「そんな細かいこと言われても」と困惑する人がよくいます。「ちゃんと謝ってるじゃないですか。ごめんなさいという気持ちがあればいいでしょう？」

そういうとき、私はケーキを例に出して説明します。ケーキを焼くとき、小麦粉を入れたつもりになっているだけでは、けっしておいしいケーキはできません。実際に小麦粉を投入しなくてはならないのです。

謝罪も料理と同じで、正しいレシピに従わなければ正しい結果は得られません。「悪かった」「ごめんなさい」「許してください」とはっきり口に出して言うことで、初めて謝罪が形になるのです。

それにくわえて、さらに効果的な謝罪にするための追加材料が３つあります。[13]①相手の怒りを認める、②埋め合わせを提案する、③自分の行動が不適切であったことを認める、の３つです。

相手の怒りを認める

謝罪するとき、相手の怒りを否定すると、まずうまくいきません。きちんと気持ちを理解し、それが正当な怒りであることを認めましょう。**相手の怒りを認めることは、相手を尊重すること**だからです。

多くの人は、謝るときに相手の気持ちを十分に認めようとしません。怒りの正当性を認めたら、火に油を注ぐことになると感じるからです。誰だって怒られるのはいやですから、つい「そんなに怒るほどのことじゃないのに」と言ってしまいます。

ところが、本当は逆なのです。**相手の怒りを否定すると、怒りはますます燃え上がります**。相手は「こんなに傷ついているのにわかってくれない」と感じ、「絶対に許すものか」

という気持ちになります。

一方、相手の怒りが正当であることを認めると、相手の怒りはすうっとおさまります。「わかってもらえた」と思った瞬間から、怒りの火は鎮火に向かうのです。

人は誰でも、自分の気持ちを認めてもらいたいと思っています。いやなことや理不尽なことがあったとき、誰かに話したくなるのはそのためです。話をすることで、心の重荷を下ろしたいのです。

しかし、話した相手がそれを受け取ってくれなければ、心は軽くなりません。私たちが相手に求める反応は、「うわ、ひどいね！」「それは許せない」という共感です。「あ、そう」「そんなに怒ることかなあ？」と言われると、行き場のない怒りは胸のなかでくすぶりつづけます。

相手の怒りを上手に認める5つのステップ

1　まずは相手の話を聞く。言いたいことを全部言わせて、情報を収集する。

2　相手の考えているとおりに、状況を理解していると伝える（相手の言い分が偏っていると感じても、そのまま肯定する）。

3　その結果として相手が感じている気持ちを、理解していると伝える（自分の意見ではなく相手の気持ちについて話すこと）。

4　相手の感じている気持ちは当然であると認める。

5　その気持ちに対する心からの共感を伝える。

埋め合わせを提案する

謝罪をするとき、弁償や埋め合わせについて提案するのはとても効果的なやり方です。たとえ直接的には弁償できないことだったり、その必要がなかったりしても、何も言わないより言ったほうがいいのです。

埋め合わせを提案するということは、**自分と相手とのあいだに不公平があることを認識し、それを正そうとしている**ということを意味します。単に反省するだけでなく、積極的に事態を改善しようという姿勢を相手に伝えることができます。

「飲みすぎて誕生日パーティーをぶち壊しにしてごめんね」と謝るだけでなく、「埋め合わせといっては何だけど、もう一度同じメンバーでパーティーを開きたいと思うんだ」と提案すれば、あなたの真剣さが相手によく伝わるでしょう。

自分の行動が不適切であったことを認める

あなたに対して怒っている人は、あなたに行動を改善してほしいと思っています。「怒っているからとりあえず謝っておこう」ではいけません。何が悪かったかを理解し、二度と繰り返さないと約束してほしいのです。

ですから、謝るときには自分の行動の不適切さをきちんと認めることが大切になります。「自分は大切なルールや期待に背いた。これはあってはならないことで、二度と同じことはしない」と明確に相手に伝えましょう。

次に同じことが起こらないように、具体的な対策が提案できればより効果的です（「絶対に誕生日を忘れないように、スマホのカレンダーに登録したよ」など）。

相手が納得しやすい理由を与える

医学部に行ってほしいという親の期待に背いたヨシは、やがて勇気を出して親に真実を打ち明けました。

そのときの両親の反応を、ヨシはつらそうに語りました。

「母は泣き崩れ、父は固まったように立ちつくしました。感情を必死に抑えている感じでした。僕は必死に謝って、親のショックと失望を理解していると伝えました。でも父は黙ったままです。僕は自分のしたことがまちがっていたと認めました。嘘をついたことを謝り、許しを請いました。だけど父は何も言わず、僕のほうを見ようともしません。それ以上言うべきことを思いつかなくなって、僕が黙ると、父はそのまま後ろを向いて、母を連れて部屋から出ていきました。それ以来、親とは話をしていません」

ヨシの謝り方はとても誠実ですし、正しい謝罪の要素をきちんとふまえていました。普通の状況なら許してもらえたかもしれません。親の気持ちを理解し、自分の非を認めて、何度も許しを請いました。

欠けている要素があるとすれば、「埋め合わせの提案」でしょう。彼を医者にするため、親は多大なお金を費やしました。医学の勉強をしていると信じ、無理をして高い学費を払いつづけてきたのです。

「時間はかかるかもしれないけど、学費はかならず返すよ」と言うことができていれば、親の反応も違っていたかもしれません。これは単に金銭的な問題以上に、ヨシの覚悟を示すことにもなります。**埋め合わせの提案は、納得しやすい理由を与えるためでもある**のです。

一度だけ浮気をしたジュディは、夫のブレイクに「ごめんなさい。本当に悪かった」とはっきり謝罪しました。「今でも後悔してる」と言って反省の念も伝えています。

しかし彼女は、基本3要素のひとつを忘れていました。許しを請わなかったのです。「信じて」とは言ったものの、「許して」とは言いませんでした。

表面的な問題のようにも見えますが、許しを請わなければ許しは与えられません。**何も言わずに相手に期待するわけにはいかない**のです。

さらに大きな問題は、彼女が自分の行動の不適切さを十分に認めなかったことです。「バカなことをした」とは言いましたが、結婚したときの誓いを破り、夫の期待を裏切ったということを明言しませんでした。

このことを指摘すると、ジュディは苛ついたように反論しました。夫の期待を裏切ったことは夫がいちばんよく知っている、わざわざそんなことを口にしてよけいに怒らせることはない、というのです。

しかし本当は、自分の非を認めたくない気持ちがあったのでしょう。罪悪感と直面しなくてすむように、「ただのまちがい」「何の意味もなかった」と自分の責任を軽くするようなことを言ったのです。

彼女の逃げの姿勢は、その後の行動にも表れています。家にいるのが気まずくて残業を増やし、夫の気持ちを十分に理解したり、話し合ったりしようとはしませんでした。その結果、二人の仲はますます冷えていきました。

「信じて」でなく「信じるのは難しいと思う」と認め、夫のやりきれない気持ちに共感を示せば、二人の関係はもっとよい方向に向かっていくはずです。

手当てAのまとめ

用法・容量……人に何か悪いことをしたとき、ここで紹介した謝り方をすべて実行する。
主な効果……罪悪感を減らし、相手との関係を修復する。

手当てB　自分を許す

罪悪感を解消するには、上手に謝って仲直りするのがいちばんです。ただし、いつでも相手が許してくれるとはかぎりません。相手が根に持つこともありますし、そもそも謝ることが不可能な場合もあります。

そんなときは、自分で自分を許すしかありません。

自分を許すのは、それなりに大変な作業です。「許そう」と決めてすぐに許せるわけではありません。時間をかけて継続的に取り組む必要があります。

簡単な作業ではありませんが、その効果は確実です。自分を許すことで心が軽くなり、傷つけた相手と接するのも怖くなくなることが実証されています。[14] さらに、自罰的な行動が減り、人生を楽しめるようになります。

自分を許すことは、事態を改善するためにも有効です。実際、勉強を先延ばしにして後悔した人のうち、自分を許した人は許さない人よりも先延ばしの傾向が大きく減ったという研究結果もあります。[15]

自分を許すことは、自分を甘やかすことではありません。

自分の犯した過ちを忘れたり、見ないふりをしてしまうと、同じ過ちを繰り返すことになります。それでは何の解決にもなりません。

自分を許すためには、まず過ちと向き合うことが大切です。自分は何をしてしまったのか、それによって相手はどのように傷ついたのか。明確に理解し、自分の責任を受け入れましょう。

最初は抵抗を感じると思いますが、**過ちから目をそらしているうちは、本当の意味で自分を許すことはできません**。

自分の責任を受け入れることができたら、同じ過ちを繰り返さないために行動を改め、できる範囲で罪ほろぼしをして、自分を許しましょう。

自分を許すためのエクササイズ

ステップ１

自分のやってしまった行動（あるいは、やらなかったために他人を傷つけたこと）を、具体的に詳しく記述する。

ステップ２

それを読み返し、他人事のようだったり責任逃れになっている箇所を修正する。（たとえば「彼女は傷ついたと言い張っている」を「彼女は傷ついた」に変更。「彼も人のこと言えないくせに」とか「大げさに被害者ぶっている」などという記述は削除）

ステップ3
相手がどのように傷ついたかを、物理的ダメージ・心理的ダメージの両面から記述する。
（たとえば同僚の悪口を言いふらしたせいで、その同僚がクビになった場合は、収入がとだえたことによる経済的ダメージ、次の仕事を探すための精神的プレッシャーと時間的損失、クビになったことによるショックや自信喪失、不当な扱いに対する怒り、気分の落ち込みなど）

ステップ4
以上の文章を読み返し、客観的で正確な記述になっているかチェックする。自分に甘すぎず、厳しすぎない中立的な説明を心がける。
（もしもその文章を映像化したら、実際起こったことと同じドラマになるでしょうか？もし違うようなら、その部分を修正しましょう）

ステップ5
客観的な記述が完成したら、自分の行動をどのように弁護できるか考えてみる。悪意があったのか、なかったのか。なかったとしたら、なぜ相手を傷つける結果になったのか？

（たとえば、ヨシは両親を傷つけたくて医学の勉強をやめたわけではありませんが、本当のことを言うのが怖かったせいで結果的に両親を深く傷つけてしまいました）

ステップ6

前後の状況を考えてみて、情状酌量の余地があるかどうか検討する。言い訳ではなく、何がその行動をもたらしたのかを正しく把握する。

（たとえば、ジュディは浮気をするつもりはありませんでしたが、仕事と子育てのストレスでつい飲みすぎました。酔いのせいでガードがゆるみ、やさしくなぐさめてくれた同僚に体を許してしまったのです）

ステップ7

同じことを繰り返さないために、何ができるかを書きだしてみる。

（日々の習慣や行動をどのように変えれば、同じ過ちをふせげるでしょう？）

ステップ8

傷つけた相手に対して直接つぐなうことができない場合、ほかのやり方で自分の行動をつぐなえないか検討する。

（たとえば、ある若者は治安の悪い地域を運転していて駐車中の車にぶつけてしまい、怖くなって逃げだしました。やがて反省した彼は、その地域のコミュニティ・センターや若者支援プログラムに募金をして、自分のしたことをつぐないました）

ステップ9

罪悪感を終わらせるために、つぐないの完了を示す儀式をおこなう。

（たとえば、目につくところに相手の写真を置いておき、つぐないが完了したらそれをアルバムに入れてぱたりと閉じる、など）

手当てBのまとめ

用法・容量……謝罪が不可能だったり、謝っても許してもらえなかったときに実行する。

主な効果……罪悪感をやわらげ、自責行動を減らす。

手当てC　人生の楽しみを取り戻す

罪悪感を消すためには、謝ったり埋め合わせをしたりして相手と和解するのがいちばんです。

しかし、それができないこともあります。とりわけ厄介なのは、「生存者の罪悪感」のように、自分が何も悪いことをしていないケースです。

皮肉なことに、**自分が悪くないときほど、罪悪感は解消しづらい**のです。どうすれば、そういう理不尽な罪悪感を終わらせることができるのでしょうか？

ここでは自分が悪くないときの罪悪感を解消し、人生の楽しみを取り戻すための3つのエクササイズを紹介します。生存者の罪悪感、別れの罪悪感、裏切りの罪悪感にそれぞれ効果のあるやり方です。

生存者の罪悪感から抜けだすエクササイズ

次に紹介する5つの文章は、生存者の罪悪感を克服した人たちが心情を語ったものです。それぞれの文章を自分の状況に当てはめてみましょう。同じように考えることはできるでしょうか？

同じような考え方ができそうなら、それを文章に書いてみましょう。

1　年下の妻を心臓発作で亡くした男性

「これ以上悲しんでも、何もよくならないと思いました。妻もきっと私が人生を楽しむことを望んでいるはずです」

2　親友を乳がんで亡くした女性

「いつまでも落ち込んでいたら、自分まで被害者になってしまいます。彼女を失ったのは悲しいけど、私の人生までがんに奪われるわけにはいきません」

3　妻を交通事故で亡くした男性

「ずっと死んだように生きていましたが、このままではいけないと気づきました。子どもたちのために、せめて父親だけでもしっかりと生きていてやりたいですから」

4　友人を差し置いて一人だけ名門大学の奨学金を手に入れた青年

「後ろめたい気持ちでいたら、せっかく与えられたチャンスをだめにしてしまうと思いました。みんなへの感謝を示すためにも、自分に与えられたものを最大限に活用すべきです」

５　業績悪化で理不尽に人がリストラされるなか、部署で一人だけ残った女性
「とにかく仕事をがんばるしかないと気づきました。成果を上げて、出世して、そしてまじめな従業員が解雇されないような会社をつくっていきたいです」

別れの罪悪感から抜けだすエクササイズ

次に紹介する5つの文章は、別れの罪悪感を克服した人たちが心情を語ったものです。それぞれの文章を自分の状況に当てはめてみましょう。同じように考えることはできるでしょうか？

同じような考え方ができそうなら、それを文章に書いてみましょう。

１　重い障がいを持つ子どもを施設に預けた男性
「介護で心身ともに疲れ果てて、このままでは自分がだめになるところでした。自分のた

めに時間が使えるようになり、心の余裕を取り戻したら、あの子にもっと愛情を与えられると気づいたんです」

2　年老いた両親の世話をしている女性

「最初は自分を犠牲にしすぎていましたが、今は飛行機の酸素マスクのことを考えるんです。酸素マスクが降りてきたら、まず自分が先にマスクをつけて、それからまわりの人を助けるように言われますよね。自分の面倒が見られない人は、他人の面倒も見られないんです」

3　うつ病の夫が泣いて悲しむので、出かけられなくなっていた女性

「家を空けられない日が何カ月も続いて、それからようやく気づきました。友達と遊びに行くのは夫を見捨てることではないし、明るい生き方を示してあげることになるんだと」

4　双子の子どもをベビーシッターに預けるのを後ろめたく感じていた夫婦

「最初はこの世の終わりみたいに泣かれるし、ひどいことをしたような気分でした。でも甘やかしていたら、親に依存して何もできない子どもになってしまいます。たとえ寂しく

ても、ときどきは子どもと離れて夫婦だけの時間を持つほうが、おたがいにいいことだと思いました」

裏切りの罪悪感から抜けだすエクササイズ

次に紹介する5つの文章は、裏切りの罪悪感を克服した人たちが心情を語ったものです。それぞれの文章を自分の状況に当てはめてみましょう。同じように考えることはできるでしょうか？

同じような考え方ができそうなら、それを文章に書いてみましょう。

1　ユダヤ系の親の期待に背き、非ユダヤ系の女性と結婚した男性
「父の落胆は理解できます。でもすべて父の言うとおりに生きていたら、僕の人生を父に横取りされることになります。それでは不公平だと思ったんです」

2　厳格なカトリックの父親に、ゲイであることを打ち明けた青年
「ものすごく怒られました。だけど、僕が子どものころ、失業した父親を必死で支えていた時期があって。同じように、僕のことを支えてくれるべきじゃないかと思ったんです。

だから謝らなかった。僕は自分の生きたい人生を生きるんだし、そのことを尊重してほしいと父に伝えました」

3　子どもの教育方針で、自分の母親と対立した男性

「どんなに説明しても、そんな学校に入れるなんて許せないと言われました。だけど、自分の信じるようにやるしかないです。母の気持ちを傷つけたくないからといって、子どもの未来を妥協するわけにはいきませんから」

手当てCのまとめ

用法・容量……悪いことをしていないのに罪悪感を感じたときに実行する。

主な効果……罪悪感をやわらげ、自責行動を減らす。

◆こんなときは専門家に相談しよう

この章で紹介した手当てを実行することが難しかったり、手当てしても状態が改善されない場合、医師やカウンセラーに相談してみましょう。罪悪感だけでなく、別の心理的問題が絡んでいるかもしれません。

また、手当てＢ（自分を許す）がうまくいかなかったり、正しくできている自信がない場合も、心の専門家に話を聞いてもらうと前に進みやすくなるでしょう。

もしも罪悪感が大きすぎて自分や他人を傷つけたくなっている場合、すぐに助けが必要です。まずは最寄りの病院に行き、今後の対処について相談しましょう。

第 5 章

悩みが頭から離れないとき

——とらわれ、抑うつ的反芻

悩みがあると、そのことを何度も思いだしてしまいます。

思いだすことで新たな洞察が得られればいいのですが、たいていは暗い気持ちになるばかり。いやな気持ちを何度も追体験し、ますます頭から離れなくなります。

いやなできごとを思いだすたびに、私たちの心の傷はまた新たに痛みだします。かさぶたを無理やり剥がして、中の肉を露出させているようなものです。傷はどんどん悪化し、いつまでたっても治りません。

困ったことに、こうして頭にこびりつくのは、悪いできごとにかぎられているようです。楽しかった場面が頭のなかで勝手にリピートされるという経験はかなり稀でしょう。上司にほめられた経験が頭から離れないことはまずありません。

一方、みんなの前で上司に怒鳴りつけられたできごとは、忘れようと思っても頭から離れなくなります。


ネガティブな思考のループ（心理学用語で反芻《はんすう》といいます）は、心身にさまざまな害をもたらすことが知られています[1]。

たとえば、気分が落ち込み、気分転換ができなくなります。アルコール依存や摂食障害の危険も増します。考え方がどんどん暗くなり、問題解決能力が低下し、精神的・肉体的なストレス反応が増加し、心臓や血管の病気になりやすくなります。

このような害があるにもかかわらず、思考のループを治す方法はなかなか解明されませんでした。なぜなら、アプローチが根本的にまちがっていたからです。

一般に心理療法では、「話す」ことが治療になると考えられてきました。ですから、カウンセリングに行くと、頭から離れないできごとをもう一度話すように言われます。すると、忘れたいのにまた思いださねばならず、思考のループをむしろ強めてしまいます。

もちろん、話すことが実際に治療になる場合もあります。しかしやり方をまちがえると、かさぶたを剥がして治りを遅くする結果になるのです。

どうすればかさぶたを剥がすことなく、傷の治りを促進するようなやり方で自分の感情やできごとに向き合うことができるのでしょうか？

最近の研究によって、従来とは違ったアプローチの可能性が見えてきました。自動再生のような思考のループは有害ですが、自分の心を見つめる**内省**は有益です。有害な繰り返しをやめて、有益な内省に変えることができれば、ネガティブな思考のループから抜けだすことができるのです。

治療法を学ぶ前に、まずは思考のループが心身にどのような影響をおよぼすのか、確認しておきましょう。

思考のループが引き起こす症状

いやなできごとや考えが頭から離れないときには、心身がさまざまな影響を受けます。ただでさえ気分が落ち込んでいるのに、思いだすことによって暗い気持ちがどんどん増幅します。怒りやイライラもおさまらなくなります。

さらに、思考力や判断力が低下し、仕事のミスが増えます。人間関係がうまくいかなくなり、大事な友人や家族を失う恐れもあります。

それではひとつずつ、症状を詳しく見ていきましょう。

症状1 暗い気持ちがどんどん大きくなる

いやなできごとを忘れられない理由のひとつは、思いだすたびにいやな気持ちが増幅するからです。

悲しいできごとをありありと思いだすと、心の傷口が開きます。すると痛みを感じ、痛みのせいでますます忘れられなくなります。片時も頭から離れないので、いやな気持ちは大きくなる一方です。

これが止まらなくなると、ネガティブなことで頭がいっぱいになり、うつ病になってしまう恐れもあります。いやなことしか考えられず、無力感と絶望感にとらわれます。

この悪循環を端的に示した実験があります。普通の精神状態にある人たちを集めて、「今の気分について8分間考えてください」とお願いしました。もともと気分のよかった人は問題なく8分間を終えましたが、心のなかになんとなく悲しい気持ちがあった人は、悲しい気持ちが8分間でかなり大きくなったと答えたのです[2]。

私のセラピーにやってきたリンダという女性は、ロースクールを優秀な成績で卒業し、ニューヨークでもトップクラスの法律事務所に就職しました。そして1年後、会社の上層部の人間に引き抜かれて部署を異動することになりました。大抜擢です。

ところが、これが悪夢の始まりでした。新しい上司は批判的で高圧的、いつも不機嫌で、部下をモノのように扱います。しかもすぐに怒鳴る癖があり、彼女は大きな精神的ダメージを受けました。

1年間その上司のもとで働き、彼女は心も体もぼろぼろになっていました。もとの部署に戻ることも考えましたが、今の上司は出世をちらつかせてきます。あと2、3年がんばれば、会社のパートナーの立場になれるかもしれません。

実際、年末の人事評価ではいい評価をつけてくれました。しかし普段は彼女をこきおろし、仕事の成果を否定して、ほかの社員の前で罵倒してきます。

リンダはトイレに駆け込んで泣くことが多くなりました。このままでは心が折れると思い、いつパートナーになれるのかと勇気を出して訊いてみました。

「この調子で成果を出していれば、来年末には推薦できる」と上司は言いました。あと少しの辛抱だと思い、リンダは歯を食いしばって働きました。

やがて待ちに待った人事評価面談がやってきました。

ところが、昇進の話は一言も出ませんでした。「怠けている」という烙印を押され、「パートナーになれる見込みはゼロだ」とまで言われました。まもなく彼女は別の部署に飛ばされ、給料も大きく下がりました。

リンダが私のセラピーにやってきたのは、それから1年後のことです。転属先の上司はいい人でしたが、前の上司のひどい扱いは片時も頭を離れませんでした。

「考えたくないのに、頭のなかをぐるぐるまわるんです。会議で発言するたびに失笑されたこと、虫けらを見るような表情、みんなの前で大声で罵倒されたこと……」

そのように話す彼女の顔には、苦痛がありありと見てとれました。以前にもセラピーを試したのですが、効果はなかったといいます。いやなことを思いだして話すというやり方が、彼女の思考のループを悪化させたのかもしれません。

最近の研究でも、心理療法が思考のループを悪化させる可能性が明らかになってきています。

抑うつの傾向がある学生を２グループに分け、一方には認知療法のワークブック（自分の気持ちや考えを明確に認識する）、もう一方には勉強の課題をやってもらった実験があります。[3] その直後と４カ月後に気分の状態を測定したところ、思考のループになりやすい人は、認知療法のワークブックをやったときのほうが抑うつが悪化することがわかりました。

たとえネガティブな考えを修正するためであっても、いやな気分や考えを思いださせることは危険なのです。実験から４カ月後にも抑うつ傾向が残っていたというのですから、その影響がいかに大きいかがわかるでしょう。

症状2　怒りがどんどん大きくなる

怒りの感情も、思考のループを引き起こす代表的な要因です。

どうにも怒りがおさまらず、寝返りを打ちながら腹立たしいできごとを脳内でリピートしていた経験は誰にでもあるでしょう。思いだすたびに怒りは増幅し、いっそう頭から離れなくなっていきます。

数年前にセラピーに来ていたカールトンという若者も、完全に怒りのループにはまっていました。カールトンの父親は貧しい家に生まれ、裸一貫から財を築いた人物です。息子には苦労させたくないと思い、ほしいものは何でも買い与えました。カールトンが大学を卒業してニューヨークに移り住みたいと言うと、父親は豪華なペントハウスを買い与え、毎月たっぷりの仕送りを用意しました。

「おまえは何にも心配しなくていいんだぞ！」というのが、父親の口癖でした。

カールトンは父親のコネで、難なく仕事を見つけることができました。ところが経験もスキルもありませんから、長続きしません。どこの会社に入っても、1年しないうちにやんわりと退職をうながされてしまうのでした。

「僕の能力を見て採用してくれたと思っていたんです。でも本当は、みんな父親の機嫌をとるためだったんです」

カールトンは初回のセラピーで、そう話しました。

「そもそも戦力だと思われていないから、誰も僕に仕事を教えようとしません。ずっと放置されていて、ある日とつぜん、そろそろ別の仕事を探せと言われるんです。そんなのって理不尽じゃないですか？」

そう話しながら、怒りに顔を赤らめます。

「マンションも仕送りも、僕が頼んだわけじゃないんです。仕事のことだって、父に頼ろうとしたことはない。僕はまじめに働こうとしてるのに、父が勝手に根回しするせいで、いつもバカみたいな扱いをされるんですよ！」

カールトンは25歳のときにソラーナという女性に出会い、1年後に結婚しました。それからまもなく、金融危機で父親の会社が大打撃を受けました。おかげで仕送りはとだえ、彼はペントハウスを手放して、いきなり節約生活を強いられることになりました。ちょうど会社をやめたばかりの時期でした。頼れるのはソラーナの給料と、ほんのわずかな貯金だけです。

「必死で仕事を探しましたよ」カールトンは言いました。「半年で100社に応募して、ひとつ残らず落ちました。当然ですよね、履歴書がめちゃくちゃだから。父が勝手なことをしたせいで、僕は27歳になってもまともな職務経験ひとつないんです。最悪ですよ！」

いつもイライラするせいで、奥さんのソラーナにも八つ当たりしてしまいます。このままではいけないと思うのですが、彼はどうしても父親を許せませんでした。

「仕事を断られるたびに、父の声が頭のなかでこだまするんです。『おまえは何にも心配しなくていいんだぞ！』って。もう発狂しそうです。こんな状態じゃ、妻にも逃げられてしまいます。だけどどうしようもないんです」

怒りのループは心の余裕を奪い、イライラを増やします。怒りのループによってストレス反応が増え、心臓病のリスクが増えることもわかっています[4]。

そしてイライラしているときには、ちょっとしたことでも怒りやすくなります。普段なら受け流せるようなことが我慢ならなくなり、怒りのループが悪化するだけでなく、ささいなことで家族や友人に当たり散らしてしまいます。

人びとにイライラするようなできごとを体験させたあとで、あるグループの人には何もさせず、別のグループの人にはそのことについて繰り返し考えさせるという実験があります。[5] **くどくどと考えつづけた人たちは、そうでない人にくらべて攻撃性が高まり、悪意のないミスに対しても怒りを爆発させました。**他人に厳しくなり、相手が困っていても助けないなどの意地悪な傾向が出たそうです。

このような状態では、まわりの人間が疲れます。家族や恋人の生活まで壊してしまうことになりかねません。

症状3　正常な思考や判断が難しくなる

悲しいことや腹が立つことについてくよくよ考えていると、心のエネルギーが無駄に消費されます。[6] すると注意力や集中力が低下し、正しくものを考えられなくなり、やる気や主体性がなくなります。

判断を誤りやすくなるので、体や心のケアも難しくなります。たとえばネガティブな思考のループに陥っている女性は、乳房にしこりを見つけたとき、病院に行くタイミングが通常より2カ月も遅れることがわかっています。[7] これは場合によっては生死を分ける大問題です。

また、がんや心臓病の患者でも、思考のループ傾向がある人は決められた薬の飲み方や生活習慣を守れない場合が多いそうです。[8]

ネガティブな思考のループにとらわれていると、まわりのすべてが暗く見えます。ちょっとした厄介事が絶望的な大問題のように見えて、何をやっても無駄に思えてきます。気分転換が必要だとわかっていても、気が重くて外に出る気になれません。

気をまぎらすために、アルコールや薬物に手を出す人も少なくありません。私の患者のなかにも、お酒だけが息抜きだという人がいました。たしかにお酒を飲むとリラックスできて、楽しい気分になるかもしれません。しかし適量で止まらなくなると危険です。

少量のアルコールは気分をよくしてくれますが、長期的に摂取しているとどうしても量が増えてきます。そうして酔いの程度がひどくなると、今度は心のリミットがなくなり、怒りを暴力的な形で表現してしまうことになります。

アルコールや薬物は、一時的な気晴らしにすぎません。思考のループを断ち切らないかぎり、悲しみや怒りは消えないのです。お酒に逃げてばかりいると、心と体のダメージはどんどん長期化していきます。

症状4 人間関係がうまくいかなくなる

思考のループにとらわれているとき、私たちはつい家族や友達に何度もその話をしてしまいます。「ひどいよね」と共感してもらいたいのはわかりますが、相手にしてみれば何度も暗い話を聞かされて、負担になっているかもしれません。

とくに親身に話を聞いてくれる人ほど、多くの負担を受けることになります。いくらあなたを大切に思っていても、出口のない話を何度も聞かされるのはつらいものです。「もういい加減にしてくれ」と怒られた経験がある人もいるのではないでしょうか。

ある患者は私にこう尋ねました。

「何度も同じ話をしたからって、どうして怒られなきゃいけないんですか？」

これに答えるためには、人の精神的な支えになるというのがどういうことかを考えてみる必要があります。大切な人の苦しみを取り除くことができたとき、私たちは自分がいいことをしたと感じます。相手との絆が深まり、生きることに大きな価値を感じます。

一方、**同じ苦しみについて何度も聞かされるということは、相手を助けることができなかったということ**です。何度も話を聞き、アドバイスをしているのに、相手の状況は一向に改善しないのです。

そして同じ話をされるたびに、私たちはふがいない自分を責められていると感じます。

力になれない自分を非難されているような気がしてきます。そのため「いい加減にしろ」と言いたくなるのです。

思考のループによる傷を手当てする方法

いやなことがあったとき、そのことを考えてしまうのは自然なことです。通常は時間がたつにつれて思いだすときの鮮明さが薄れ、頻度も減っていきます。そうであれば手当ては必要ありません。

しかし、時間がたってもつらさや怒りが薄れず、思いだす頻度が一向に減らないこともあります。そんなときは、思考のループを断ち切るために、積極的に対策をする必要があります。

それでは救急箱を開いて、手当ての方法を確認しましょう。

手当ての前に知っておいてほしいこと

思考のループが心に害を与えるのをふせぐためには、別のことを考えるなどして、思考のループを長続きさせない対策をとる必要があります。さらに、周囲の人たちに負担をかけている場合は、相手の負担を取り除くことも大切です。

これから4つの手当てを紹介しますので、ＡからＤの順に実行してください。

手当てＡ（視点を変える）は、思考のループの影響力を弱めるのに役立ちます。

手当てＢ（いやな考えから目をそらす）は、思考のループを途中で断ち切るのに有効です。

手当てＣ（怒りをリフレーミングする）では、思考のループによって引き起こされる怒りや攻撃衝動を軽減します。

手当てＤ（周囲の人を思いやる）では、周囲の人との関係を改善していきます。

手当てＡ　視点を変える

いやなことを思いだすのが、すべて悪いわけではありません。思いだすことによって理解が深まり、回復の役に立つ場合もあります。

しかしやり方をまちがえると、思いだすたびにダメージが深まり、いつまでたってもネガティブ思考のループから抜けだせなくなります。

役に立つやり方と、害になるやり方は、何が違うのでしょうか？

いやなことを思いだすとき、普通は**自分視点**でものが見えると思います。[9] 自分の目で見たままの光景が見え、自分の感じたことがそのまま感じられます。できごとの場面が順番に思い浮かび、実際にそれが起こったときのように感情が高ぶります。

それに対して、心理学者は**他者視点**というやり方を提唱しています。つまり、**起こったことを誰か他人の目で見て、そこにいる自分を客観的に観察する**やり方です。

思考のループ傾向がある人たちに他者視点を試してもらったところ、劇的な変化が起こりました。同じシーンを繰り返す代わりに、その経験を解釈し直し、気持ちの整理をつけることができたのです。

他者視点の回想によって心理的苦痛が減ることは、いくつもの実験によって実証されています。他者視点を使うと、いやなことを思いだすときの血圧の上昇が抑えられることもわかっています。[10] **ストレス反応が低下し、心臓や血管への負担が軽減します**。

しかも、効果はその場だけにとどまりません。他者視点を試す実験から1週間が経過した時点でも、思考のループ傾向が明らかに減り、思いだしたときの心理的苦痛もかなり軽くなっていることがわかりました。

上司にいじめられたことが忘れられないリンダに対して、私はこの他者視点を試してみるようアドバイスしました。

彼女は一生懸命に他者視点を実践しました。前の上司の顔が思い浮かぶたびに、他人の目で見る努力をしたのです。

効果はまもなく現れました。

「何日かして、ふと気づいたら、あの上司のことをあまり考えなくなっていたんです！」

思いだすときの苦痛も減り、別のことを考えて気分転換をするのも以前より簡単になりました（気分転換については次の手当てBで説明します）。

他者視点と気分転換の組み合わせによって、リンダはネガティブな思考のループから短期間で抜けだすことができたのです。

他者視点が身につくエクササイズ

他人の視点でものごとを見るには、少し練習が必要です。一人きりで落ち着いた時間がとれるときに、ゆっくりと練習してみましょう。

1　らくな姿勢で座るか、横になる。

2　目を閉じて、いやなできごとの最初のシーンを思い浮かべる。
3　視点を後ろに引いていき、視界のなかに自分の姿が入ってくるところまでズームアウトする。離れた場所が関係している場合（電話での会話など）は、画面が真ん中で分かれるイメージで、両方の登場人物を同時に視界に入れる。
4　さらにズームアウトして、遠くのほうから自分を眺めている感じにする。
5　そこで視点を固定し、距離を保ったままで、起こったできごとをリプレイする。通りすがりの他人になったつもりで、それを眺める。
6　いやなできごとを思いだしたときは、つねにこの他者視点に切り替えるようにする。

手当てAのまとめ

用法・容量……時間がとれるときに練習しておいて、思考のループが始まったらすぐに実行する。次の手当てBと合わせて使うとより効果的。

主な効果……ネガティブな思考のループを減らし、気分や考えがいやなできごとに染まらないようにする。

その他の効果……いやな記憶に対するストレス反応を減らす。

手当てB　いやな考えから目をそらす

ちょっとしたことでも、いったん思考のループが始まると、意識して止めるのは難しいものです。止めようと思えば思うほど、逆に頭から離れなくなります。

「今から5分間、シロクマのことを考えないでください」という有名な実験があります[11]。うっかり考えてしまったら、ベルを鳴らして自己申告します（ちなみに実験はテキサス州でおこなわれました。普通テキサスの人はシロクマのことなんて考えずに生きています）。

その結果、多くの人が数分以内にベルを鳴らしました。1回だけでなく、何度も繰り返し鳴らした人がほとんどでした。さらに5分後、「さあ何でも考えていいですよ」と言われると、みんな待っていましたとばかりにシロクマのことを考えはじめました。北極に住んでいる人でも、そこまでシロクマのことばかり考えていないはずです。

その後も数々の実験がおこなわれ、**「考えてはいけない」と考えることが一種のリバウンド効果を引き起こす**ことが明らかになりました。意志の力で考えを押さえつけようとしても、気がゆるんだ瞬間にそれまで溜まっていた考えが一気に噴きだしてくるのです。

では、どうすればいやなことを考えずにいられるのでしょうか？

いちばん効果的なのは、気をそらすこと。**考えない努力をするのではなく、別のことを考える**のです[12]。

何かに没頭したり、集中力が必要な作業をしているときには、いやなことを思いださずにすみます。このことはさまざまな研究によって実証されています。

集中できることなら、どんなことでもかまいません。スポーツをやったり、映画を見たりするのも効果的です。もっと短時間でできることも数多くあります。携帯に入っている簡単なゲームをやってみたり、地元のスーパーマーケットの陳列順を頭のなかで再現してみたりするのもいいでしょう[13]。

そうやって別のことに集中すると、ネガティブな思考のループがとぎれ、冷静な自分に戻れます。頭のなかのモヤモヤが晴れて、気分もいくらか明るくなります。

最適な気分転換の方法は、人によって違います。悩んでいる内容や状況によっても変わってくるでしょう。ですから時間のあるときに、いろいろな気分転換を試しておくことをおすすめします。

気分転換の道具をたくさん用意しておけば、いざ思考のループが始まったとしても安心です。自分が夢中になれる作業を見つけて、気分転換の達人になりましょう。

気分転換の道具を見つけるエクササイズ

1　ネガティブな思考のループが起こりやすい場所や状況をすべて書きだす。
2　それぞれの場所や状況について、使えそうな気分転換の方法をすべて書きだす。短い時間でできるもの（携帯ゲームやスーパーの陳列順）と、長い時間没頭するもの（スポーツや映画）の両方のリストをつくる。
3　リストができたら、いつでも見られるように携帯電話やメモに入れて持ち運ぶ。思考のループが始まったら、かならずリストを確認して気分転換を試してみる。

手当てBのまとめ

用法・容量……思考のループが始まったら、すぐに気分転換リストを開いて実行する。
主な効果……ネガティブな思考のループを減らし、気分や考えがいやなできごとに染まらないようにする。

手当てC　怒りをリフレーミングする

映画『アナライズ・ミー』は、ロバート・デ・ニーロ演じるマフィアのボスがパニック障害になってしまうというコメディです。

精神科医は、怒りを持て余す彼に「クッションに八つ当たりするんだ」とアドバイスします。それを聞いたデ・ニーロはいきなり銃を取りだし、クッションにバンバンと銃弾を撃ち込みます。度肝を抜かれた精神科医が「気が晴れた？」と訊くと、デ・ニーロは一瞬考えたあとで一言、「ああ、すっきりしたよ！」

怒りは発散すべき、という考え方は、世の中で広く信じられているようです。いつからか「柔らかいものを殴る」などの方法で怒りを発散することが心にいいと言われるようになり、治療の現場でもそのようなやり方が使われてきました。

怒りを発散させるためのグッズが次々と出てきて、プラスチックの人形をバットで殴るという暴力的なおもちゃが「お子さんの心を安定させる」という名目で売りだされました。

そうした人形を使うセラピーの現場を見学したことがあります。７歳の男の子が人形をボコボコに殴りつけ、その隣でセラピストが「そうだ、きみはお父さんに強い怒りを感じているんだ」とつぶやいていていました。穏やかでない光景です。

ところがその後、怒りの発散についての研究が進むにつれて、困った事実が明らかになりました。**怒りを発散させるというやり方には効果がなく、むしろ有害**だというのです[14]。

ある研究では、参加者を3つのグループに分けて、怒りの変化を調べました。グループ1は、むかつく人のことを考えながらサンドバッグを殴ります。グループ2は、無関係なことを考えながらサンドバッグを殴ります。そしてグループ3は何もしません。

その結果、グループ1の人たちは怒りがエスカレートし、攻撃的な言動が目に見えて増えました。グループ2はそれより穏やかでしたが、やはり攻撃性が高まりました。何もしなかったグループ3の人たちが、もっとも怒りと攻撃性が低いという結果になりました。

ものに八つ当たりしても、怒りを強化するだけなのです。クッションを殴るたびに怒りは強まり、ますます手に負えなくなっていきます。

怒りをぶつけるのではなく無害化する

では、怒りがおさまらないときは、どうすればいいのでしょう？

もっとも効果的なのは、**リフレーミング**というやり方です[15]。ものの見方を変えて、腹立たしいできごとを無害なできごとに変えてしまうのです。

たとえば競泳選手のマイケル・フェルプスは、ライバルに悪口を言われたとき、「この悪口が自分を強くしてくれる」と考えるそうです。いやなライバルのおかげで練習にも熱が入るし、本番でもいっそう集中できるというのです。

ただし、怒りの対象を無害化するのはそれほど簡単ではありません。

金持ちだった父親に甘やかされ、やがて仕送りがとだえて困りはてたカールトンは、すべて父親のせいだという怒りで頭がいっぱいでした。ささいなことにも腹を立てやすくなり、奥さんに怒りを爆発させるようになりました。

奥さんに八つ当たりしても、怒りは悪化するだけです。私はカールトンにそのことを説明し、見方を変えるように言いました。しかし怒りにとらわれすぎて、なかなか納得できません。

「カールトン、きみは大学も卒業しているし、たとえ短期間ずつでも多様な業界で経験を積んでいる。何かこの道に進みたいというヒントは得られたんじゃないですか?」

「やりたいことなんて、意味ないですよ。父のコネがなければ誰も採用してくれないんだから」

「きみは父親がコネで仕事を与えてくれたせいで経験が身につかなかったから、怒りを感じているんですよね。でもそれって、きみが言うほど悪いことじゃない。普通の人は底辺の仕事から始めて、自力で這い上がらなきゃならないんだから」

「でも、5年も無駄にしたんですよ。今さらどうしようもないです」

「無駄じゃなくて、やりたいことを知るための期間だったと思えばいい。インターンシップをやっていたと考えればいいんですよ。自分に向いていると思える仕事があるなら、そこで下積みから始めればいい」

「でも」カールトンが首を振ります。「今さら下積みなんてやりたくないです」

「そうだね」私は静かに言いました。「きみのお父さんも、下積みなんてさせたくないと思っていた。だから苦労しなくてすむように、仕事を与えた。今のきみなら、わかるでしょう？」

カールトンの顔色がさっと変わりました。自分が父親と同じ考えを持っていたことに、初めて思いあたったのです。

彼は父親の干渉を、邪魔ではなく親切だと解釈できるようになりました。そして過去5年間の経験を、無駄ではないと思えるようになったのです。

すると今までの怒りが嘘のように、頭のなかがすっきりしました。小さなことでイライラすることもなくなりました。

それからは自分の能力に見合った仕事を探しはじめ、3カ月もしないうちに自分の力で就職先を見つけてきました。これまでのような華々しいポジションではありませんでしたが、前向きにキャリアを築いていこうと思えるようになったのです。

このように、リフレーミングを使うと、起こったことを別の意味で解釈できるようになります。意味づけが変わると、そのことに対する気持ちも変化します。

リフレーミングのエクササイズ

ネガティブな思考のループが止まらないときは、リフレーミングでものの見方を変えてみましょう。次の1~4のアドバイスを参考に、別の見方ができるかどうか試してみてください。

1　悪気がなかったと考える

カールトンの父親は、息子のためを思って家や仕事を与えました。結果的には息子を怒らせてしまいましたが、もともとは善意だったのです。

あなたにひどいことをした人も、実は善意からそうしたのかもしれません。相手の意図を決めつけず、悪気がなかったとしたらどうだろうと考えてみてください。

2　ピンチをチャンスと考える

ピンチはチャンス、とよく言われます。実際、苦しい状況に置かれたときほど、人は成長できます。

今の苦しい状況は、自分を高め、方向性を再検討し、放置していた問題に向き合うチャンスかもしれません。

3　何が学べるかに注目する

どんなにいやなできごとからも、何かを学べるものです。

ただ嘆き悲しむ代わりに、何が学べるかに注目しましょう。改善すべき行動はあったでしょうか。この状況をクリエイティブに解決する方法はあるでしょうか。誰が敵で誰が味方かわかったでしょうか。自分の隠れた強みや弱点は見えてきたでしょうか。

今回の経験で学んだことは、将来のあなたに大きな成功を与えてくれるかもしれません。

4　相手の弱さに気づく

最近の研究で、怒りをやわらげるための「祈り」の力が実証されています[16]。相手のために祈ることができたとき、怒りは軽減し、よりポジティブな気持ちになれるのです（ただし相手の死を祈るのは、クッションを殴るのと同じで、逆効果です）。

祈りというと宗教的ですが、もっと一般的に言うなら、相手の弱さに気づくということです。**あなたを傷つけた人は、実は弱い人間かもしれません。**相手のことを悪い人間だと思うよりも、「助けが必要な人間なのだ」と考えてみましょう。

手当てCのまとめ

用法・容量……ネガティブな思考のループを引き起こす記憶やできごとについて、一つひとつリフレーミングを試してみる。それをメモして持ち歩き、思考のループが始まったら読み返す。

主な効果……怒りなどのネガティブな感情をやわらげる。思考のループを減らし、気分や考えがいやなできごとに染まらないようにする。

その他の効果……心身のストレス反応を軽減する。

手当てD 周囲の人を思いやる

いやなことや悩みが頭から離れないときは、誰かに話を聞いてもらいたくなるものです。しかし、友人や家族に同じ悩みを何度も相談していると、やがて相手の我慢も限界に達します。人間関係を壊さないためには、相手の負担になりすぎていないかを振り返る必要があります。

周囲の人への負担を減らすエクササイズ

次の4つの質問に答えて、負担をかけすぎているとわかったら必要な対処をとりましょう。相談相手になってくれる人が複数いる場合は、それぞれの人について考えてみましょう。

質問1　悩みのもとになったできごとから、どれだけの時間が経過していますか？

ひどいトラウマを受けた場合、何カ月も何年も悩みつづけるのはしかたのないことです。しかし、それほど深刻でない問題で長く悩みつづけていると、「そろそろ立ち直ればいいのに」と思われてしまいます。

たとえば、**失恋から立ち直るのにかかる時間は、つきあった期間1年につき1〜2カ月**と言われています。3年つきあって別れたなら、3〜6カ月が妥当な期間です。半年すぎても失恋のショックのことばかり話していると、相手も「さすがに長すぎる」と感じてしまうでしょう。


質問2　この問題について、これまで何回その人に話をしましたか？

誰かに悩みを聞いてもらうのはいいことです。しかし、同じ人に何度も同じ悩みを話していると、相手も負担に感じてきます。

もしも一人の相手に同じ話をしすぎているなら、別の相談相手を探したほうがいいかもしれません。相談相手が二人になれば、負担も半分ずつに分散されます。


質問3　相手は自分の悩みや問題を話してくれますか？

いつもあなたが一方的に悩みを話すだけで、相手の話を聞くことが少ない場合、その人との関係は長続きしないかもしれません。

バランスのとれた関係にするために、次に会ったときは相手のことを質問してみましょう。悩みでなくても、仕事のことや生活のことなど、何でもかまいません。その日はあなたのことは話さず、相手を主役にしましょう。

もしも相手があなたのことを訊いてきたら、今日は話を聞く側にまわりたいのだと説明し、手短に答えてから相手の話に戻りましょう。

質問4　その人との会話の何割があなたの悩みで占められていますか？

悩みがあるときには、自分で思った以上にその話ばかりしてしまいます。もしもあなたの悩みが会話の大半を占めているなら、少し考え直したほうがいいかもしれません。せっかくの友情が、悩みに支配されるのはもったいないことです。自分の心の健康にとっても、いいことではありません。できるだけ気分を切り替えて、軽い話題や楽しい時間を持つようにしましょう。

手当てDのまとめ

用法・容量……定期的に実行し、友人や家族に負担をかけすぎていないか確認する。必要に応じて負担を減らすための対策をとる。

主な効果……周囲の人への負担を減らし、人間関係を改善する。

◆こんなときは専門家に相談しよう

手当てをしても思考のループが止まらなかったり、考えすぎて仕事や生活に支障をきたしている場合は、医師やカウンセラーに相談しましょう。

また、何度も考えてしまう内容が日常の不安や確認に関することである場合（鍵をかけたか、ガスの火を消したか、手が汚れていないか）、強迫性障害の可能性もありますので、一度病院で確認してみるといいでしょう。

思考のループは、うつ病の症状である可能性もあります。もしも気分がずっと沈んでいたり、無力感や絶望感を感じたり、食事や睡眠がうまくとれないようなら、病院に行って治療が必要かどうかを診断してもらいましょう。

苦痛や怒りがあまりに強くて自分や他人を傷つけたい気持ちになっているときは、すぐに助けが必要です。まずは最寄りの病院に行き、今後の対処について相談しましょう。

第 6 章

何もうまくいかないとき

――失敗、挫折

人生は失敗や挫折の連続です。

それは生まれたときから始まっています。赤ちゃんが歩けるようになるまでには、何度も転び、痛い思いをして、それでもあきらめずに挑戦しなくてはいけません。

失敗は誰の人生にもあるものですが、失敗への反応は人によって違うようです。


四人の幼児が、からくり箱で遊んでいるところを想像してください。箱を開けて中のテディベアを取りだすためには、側面の大きなボタンを左にスライドさせる必要があります。ボタンに気づくのは簡単ですが、スライドさせるのは難易度の高い課題です。

一人めは、ボタンを引っ張りました。でも箱は開きません。そこでボタンを力いっぱい押すと、箱が転がっていきました。手を伸ばしても届きません。その子はあきらめて、自分のおむつで遊びはじめました。

二人めは、ボタンを押したり引いたりしていましたが、やがて手を離して箱をじっと見つめました。唇をわなわなと震わせ、それ以上挑戦しようとはしませんでした。

三人めは、箱の上部を力ずくでこじ開けようとしました。次にボタンを押したり引いたり、何度も試しつづけました。そして10分後、箱は見事に開きました。スライドした瞬間、箱が開いてテディベアが飛びだしてきます。彼女はうれしそうに声を上げ、テディベアを箱に戻すと、また最初から同じことをやりはじめました。

四人めは、三人めの子が成功したのを見て、顔を真っ赤にしました。そして自分の箱を殴りつけると、わっと泣きだしました。

大人が失敗に直面したときの反応も、これらとよく似ています。

何かに失敗したとき、私たちはどうせ手の届かない目標だと思い、投げだしてしまうことがあります（一人めの子）。あるいは無力感に襲われ、動けなくなります（二人め）。もちろん、成功するまであきらめずに挑戦しつづける人もいます（三人め）。なかには失敗のストレスと恥ずかしさで、我を失う人もいます（四人め）。

失敗に対する態度は、その人の成功を決定づける重要な要因です。また、人生の幸福度にも深く関わってきます。

失敗は苦痛ですが、学びと成長のチャンスでもあります。失敗しても深刻になりすぎず、何がいけなかったのかを学び、成功するまであきらめないことが大切です。

とはいえ、失敗がつらいことは事実です。ときには心に大きな傷を残し、放置すると深刻な症状を引き起こすこともあります。

失敗に対する態度は幼いころに決まると言われますが、子どものころの態度が一生変えられないわけではありません。失敗が苦手で打ちのめされやすい人でも、もっと前向きな対処のしかたを学ぶことは可能です。

まずは失敗と挫折が私たちの心におよぼす影響を、正しく理解しておきましょう。

失敗と挫折が引き起こす症状

失敗や挫折は、心の風邪のようなものです。とてもありふれていますが、苦痛はけっして小さくありません。

風邪を引いたとき、私たちは暖かくして水分をとり、ゆっくり体を休めます。もしも風邪を引いているのに寝不足のまま薄着で活動していたら、こじらせて肺炎になるかもしれません。

同じように、失敗や挫折を経験したときも、ゆっくり心をいたわる必要があります。つらい気持ちを無視していたら、こじらせて心の状態が悪化するからです。

失敗や挫折が引き起こす症状は、主に3つあります。

まず、**自信喪失**。自分の能力やスキルに自信がなくなり、必要以上に自分を低く見てしまいます。それによって引き起こされるのが、**無力感**や**無気力**です。前向きに挑戦する気力がなくなり、何をやってもうまくいかない気分になります。そして、次も失敗するのではないかという**不安**が高まり、本来の力が発揮できなくなります。

失敗や挫折の怖いところは、一度か二度のできごとが引き金となり、負のサイクルに入ってしまうことです。とりわけ失敗のショックが大きかった場合、それを放置するのは危険です。

症状が軽いうちに正しく見きわめ、適切に対処しましょう。

症状１　自信がなくなり、成功が遠く感じる

野球選手は調子がいいとき、ボールがいつもより大きく見えて打ちやすいそうです。逆にスランプのときは、ボールが小さく見えるので、なかなかバットに当たらないといいます。

これまでそういう話は、単なる思い込みとして片づけられてきました。野球選手が迷信深いのは有名な話で、試合で勝ったあとは下着を洗わないとか、ヒットを打ったためにバットと一緒に寝るといったエピソードもよく耳にします。

しかし、ボールの見え方については、あながち根拠のない話ではなさそうなのです。

ある心理学者はこの問題に興味を持ち、本格的な調査を実施しようとしたのですが、メジャーリーグでは試合の邪魔になるといって拒否されました。そこでプロの選手ではなく普通の人を対象に、もっと実験しやすいアメリカンフットボールで試してみることにしました[1]。

参加者はアメフトのボールを、約9メートル先のゴールに向かってキックします。そしてチャレンジの前後に、ゴールの幅とバーの高さを目測で答えてもらいました。

チャレンジする前の回答では、全員の回答に差はありませんでした。しかしチャレンジしたあとの回答では、失敗した人はゴールの幅を1割ほど狭く見積もり、バーの高さは1割ほど高く見積もりました。一方、成功した人はゴールの幅を1割広く、バーの高さを1割低く見積もりました。

失敗した人にはゴールが難しく見え、成功した人にはやさしく見えたのです。

ハードルは高く、自分は小さく感じる

変化するのは、ゴールだけではありません。失敗すると自分が小さく見え、知性や外見や能力が低下したように思えます。自分に自信がなくなり、とても目標を達成できない気がしてきます。

たとえば中間試験で悪い成績をとった学生は、「自分は頭が悪いんだ」と思い込み、次の期末試験でも悪い成績をとるのではないかと不安になります。そこで前以上に努力できるといいのですが、なかにはすっかりあきらめて、投げだしてしまう人もいます。

もしも失敗したのが大学に入って初めての試験だった場合、その学科だけでなく大学そのものが自分には難しすぎると思えてくるかもしれません。すべてが無理だと思い込み、大学をやめてしまう可能性もあります。実際、1年生の前半でやめる人の多くは、この理由で退学を選んでいるのです。

失敗は自己イメージにも悪影響をおよぼします。大きな失敗をしたあとは、否定的な考えばかりが浮かんでくるからです。「僕って最悪だ」「私って何ひとつまともにできない」「本当にバカだ」「生きているのが恥ずかしい」「どうせ一生だめなんだ」と。

こうした否定的な考えは、百害あって一利なしです。

あなたの6歳の息子が漢字テストで失敗し、「僕って何にもできないバカなんだ」とつぶやいていたら、「そんなことを言うものじゃない」と諭したくなるでしょう。否定的な言葉がその子自身を傷つけ、悪影響をおよぼすことがわかっているからです。

しかし、いざ自分が失敗すると、私たちはその子と同じように自分を傷つけます。よくないことだとわかっているのに、自虐的な気分に流されてしまうのです。

こうした否定的な考えを持っていると、自信を喪失し、本来の力が出せなくなります。失敗を必要以上に恐れるようになり、劣等感のあまり日々の生活を楽しめなくなることもあります。

さらには、失敗の原因を直視できないため、次に同じ失敗をする確率も高まります。「どうせ自分はだめだ」と嘆いているより、やり方を見直して次にそなえたほうが成功の確率はずっと高まるはずです。

症状2 努力することが無意味に思える

失敗は、自信とやる気を奪います。[2]

未来への希望がくじかれ、努力することが無意味に思えてきます。どうがんばっても目標には届かない気がするからです。

しかし、その考えは往々にしてまちがっています。失敗の傷がまだ生々しい時期には、自分の能力を必要以上に低く見積もりがちなのです。

営業職のマネジャーをしていたレニーという男性は、今の仕事を続けるかどうかで悩み、私のセラピーにやってきました。営業の仕事は家族を養うだけの収入を与えてくれましたが、レニーが本当にやりたいことは別にありました。マジックです。

レニーは高校時代からマジシャンとしてステージに立ってきました。ただし、専業のマジシャンになれるほど儲かるわけではありません。長男が生まれたとき、彼は喜ぶと同時に、マジシャンとしての将来が遠のいていくことをひしひしと感じたのです。

マジシャンという職業についてよく知らなかった私は、なぜマジックを本業にできないのかと尋ねました。

「マジシャンとして食べていくためには、エージェントを見つけることが不可欠なんです」と彼は説明しました。「でもそれは簡単なことじゃありません。なんとかエージェントに目に留めてもらおうと、手当たりしだいに動画を送りつけたこともあります。だけど誰からも返事は来ませんでした」

レニーはちらりと私を見て、自嘲するように笑います。

「マジックの腕が悪いからだ、と思ってるでしょう？」

私は首を振りましたが、レニーはあきらめたようにため息をつきます。

「技術だけじゃ足りないんです。みんなをあっと言わせるような決め技が必要なんです。なんとかオリジナルの決め技を開発しようと努力してきたんですが……数カ月前にとうとう、30歳になってしまいました」

彼はまた自嘲ぎみに笑います。

「30なんてまだ若い、って言いたいんでしょう？　でも家族のことを思うと、マジックなんか続けてる場合じゃないんです。責任ってものがあるんです。だからステージに立つのをやめて、道具も捨てました」

彼はそう言うと、深く息を吐きました。

「それが、どうしてもつらくて……。バカみたいですよね、悩んでもしかたないことなのに。努力したけどマジシャンになれなかった、それだけのことです。受け入れて前に進むしかない。それで今日ここに来たんです。教えてほしいんですよ、どうすれば夢をきっぱりあきらめて、現実を受け入れられるのか」

エージェントを見つけられず、決め技の開発にも失敗したことで、レニーはすっかり投げやりになっていました。


何かに失敗したとき、私たちはこういう思考に陥りがちです。

たとえば仕事で昇進できなかったとき、どうせ上司は評価してくれないんだと思い、やる気がなくなります。選挙で応援している候補が劣勢なとき、投票しても無駄だとあきらめます。ダイエットに失敗したとき、自分はやせられない体質なのだと言って投げだします。恋人に冷たくされると、もう愛が冷めたのだと絶望します。

失敗したせいで気持ちが落ち込み、もう何をやっても無駄な気がするのです。

そのような無力感に包まれると、私たちは努力することをやめてしまいます。**本当はあと一歩のところまで来ていたかもしれないのに、それ以上前に進むことをやめてしまうのです。**[3]

こうした無力感とあきらめは、心の健康を大きく損なう要因になります。

レニーの場合も、マジックをあきらめようと決めたときから、心の状態がいっぺんに悪化しました。絶望感と無力感にとらわれ、うつ病に近い状態になっていました。

エージェント獲得に失敗したときには心の「風邪」程度だったものが、心の「肺炎」に進行したのです。

症状3　次も失敗するのではないかと怖くなる

もともと成功の見込みが低いときには、失敗してもあまりショックを受けません。宝くじに外れたからといって、絶望して立ち直れなくなる人はいないでしょう。

一方、成功の見込みが十分にあるときには、失敗することが怖くなります。「失敗したらどうしよう」という不安がふくらみ、うまく力を発揮できなくなるのです。

そうした不安やプレッシャーは、適量であれば役に立つのですが、多すぎると悪い結果につながります。

大事なテストのときに緊張した経験は、誰にでもあることでしょう。緊張でおなかが痛くなったり、頭が真っ白になった人もいるかもしれません。そんな状態を、心理学では**テスト不安**と呼びます。

テスト不安は、私たちの思考力を低下させます。[4]質問文を読んでもうまく理解できなかったり、知っているはずのことを思いだせなくなったりします。実際、**テスト不安を感じているときには、IQテストの点数が15点も下がる**といわれています。本来なら優秀レベルの人が、平均レベルに下がるほどの違いです。

こうしたテスト不安は、過去の失敗によって引き起こされることが多いといわれます。一度失敗すると、次も失敗するのではないかと不安になるのです。

さらに、ネガティブなステレオタイプが、テスト不安をいっそう高めることも知られています。「女だから」「有色人種だから」などのステレオタイプのせいで、「やはり自分は失敗するのではないか」という不安が生まれるのです。

たとえそのステレオタイプが事実無根だとわかっていても、不安を退けるのは簡単ではありません。**ステレオタイプ不安**は無意識のうちに私たちの心を支配し、集中力を奪い、本来の力を発揮できなくしてしまいます。

このことをよく示しているのが、女子の数学の点数です。**女子だけの環境で数学のテストをするといい点数がとれるのに、男女入り混じった教室で数学のテストをすると点数が下がる**という調査結果があります。[5]

男子が近くにいると「女は男より数学ができない」というステレオタイプが頭に浮かび、実力が発揮できなくなるのです。

失敗への不安が、現実の失敗を呼び寄せる

失敗は、くやしさや失望感だけでなく、恥の感情を呼び起こします。

失敗を恥じる気持ちが強い人は、失敗を恐れるあまり、全力で挑戦することを避けようとします。最初からあきらめていれば、恥をかかなくてすむからです。

これは一見合理的な考え方のようですが、本来なら達成できるはずのことを遠ざける行為です。失敗したくなかったはずなのに、結果的には失敗したのと同じことになります。ほしかったものは手に入らず、実力以下の状況に甘んじるしかなくなるのです。

30代後半のリディアという女性は、もともとマーケティングの仕事で活躍していましたが、ここ10年間は子育てのために現場を離れていました。しかし最近、いちばん下の子が幼稚園に入園したことを機に、仕事に復帰することを決意しました。

リディアは昔の人脈を活用し、さっそく6社の面接をとりつけました。ところが、なぜかどの会社も一次面接で落ちてしまったのです。リディアはひどく落ち込み、私のセラピーにやってきました。

話を聞いてみてわかったのは、彼女が自分でチャンスを台無しにしていたという事実でした。無自覚のうちに、わざわざ失敗しそうな状況をこしらえて、全力で挑戦することを避けていたのです。

「1社目に落ちたのは、しかたないんです」とリディアは言いました。「娘のバスケの試合があって、ブラウニーを焼いたりしていたので、面接の準備ができなかったんですよ」

2社目についても、同じような理由を語りました。

「前日の夜に母が電話してきて、3時間も話を聞かされたんです。母の妹、つまり私の叔母ですね、その人が息子のお嫁さんと険悪なことになっているとかで。母があまりに心配そうだから、電話を切るわけにもいかなくて」

3社目は次のような理由です。

「当日出かけようとしたら、爪がすごく汚いことに気づいたんです。まだ時間があると思ってネイルサロンに行ったら、思ったより長引いて、面接に30分遅刻してしまって。45分だったかな。それで結局、会ってもらえずに追い返されたんです。ひどいですよね？」

リディアはそんな調子で、うまくいかなかった理由を説明してくれました。4社目は頭痛、5社目は腹痛、そして6社目にいたってはこんなふうに語りました。

「朝から気分が悪くて、やけにイライラしていたんですよね。夫に言われてしかたなく面接に行ったんですけど、やめておけっていう体からのサインだったのかもしれません。その会社の受付の人がすごく失礼で、ケンカになってしまったんです。面接担当の人は何の騒ぎかと出てくるし……もう、最悪ですよ」

大事な面接の前日に飲みすぎてしまう理由

リディアの話はどれも、正当な理由には聞こえませんでした。わざわざ失敗するような状況を自分でつくっておいて、「だから失敗したのも当然だ」と言いたがっている感じなのです。

このような行動は、けっして珍しいことではありません。私たちも無意識のうちに、何らかの言い訳を用意して成功を遠ざけることがあります。[6] 全力で挑戦して失敗するのが、何恥ずかしいからです。

たとえば、大事なテストの前にあれこれ用事を入れて、「勉強する時間がなかった」と言い訳したことはないでしょうか。あるいは大事なプレゼンや面接の前日に飲みすぎて、最悪のコンディションで臨んだことはないでしょうか。

それらは**「失敗したのもしかたない」と言うための口実です**。自分の力不足ではなく状況のせいだと考えることで、ショックや恥から逃れようとしているのです。

しかし、これは危険な罠です。

その場で失敗するだけでなく、改善のための学びの機会が奪われるからです。

もしもリディアが言い訳なしで面接に臨んでいたら、何社も受けるうちに経歴書の書き方を工夫したり、話し方を改善したりして、面接のスキルを磨くことができたはずです。それなのに彼女は、子どもや母親のせいにして、自分の欠点を見つめようとはしませんでした。

こうした無意識の逃げは、なかなか自分では気づくことができません。リディアも最初のうちは、すべて不可抗力だったと思い込んでいました。

「だって、娘の大事な試合を放っておけないでしょう?」

「母が困っているのに無視しろと言うんですか?」

「体の声を聞かないから、あんなことになったんです。体は正直なんです」

私たちも知らず知らず、似たような言い訳をしているかもしれません。

本番のプレッシャーはなぜ怖いのか

ビル・バックナーは、メジャーリーグですばらしい成績を残した野球選手です。通算安打は2700本を超え、首位打者やオールスター出場も経験しています。

しかし彼の名前を聞いて人びとがまず思いだすのは、成功ではなく、痛恨のミスのことなのです。

時は1986年、バックナーの所属するボストン・レッドソックスは、ワールドシリーズでニューヨーク・メッツと対戦することになりました。ワールドシリーズ制覇は確実かと思われた第6戦、10回裏でレッドソックスは同点に追いつかれ、延長にもつれこみそうになります。

そのとき、一塁を守っていたバックナーのところに、ゆるいゴロが転がってきました。簡単にとれそうなその球を、バックナーがまさかのトンネルエラー。メッツのサヨナラ勝ちを許してしまったのです。これがきっかけでレッドソックスは優勝を逃しました。

優勝をかけた大事な試合でミスをするのは、珍しいことではありません。多くのアスリートがプレッシャーに負け、信じられないような凡ミスを犯します。スポーツにかぎらず、オーディションや仕事のプレゼンなど、あらゆる分野でそういうことは起こります。

なぜ私たちは、ここぞというときにかぎって失敗するのでしょう?

最近になって、その心理的メカニズムが明らかになってきました。**大事な場面で失敗するのは、考えすぎが原因**なのです。

大きなプレッシャーがかかると、私たちは普段なら気にしないようなことまで意識して、脳の自然な働きを邪魔してしまいます。いつもは目を閉じていても自然にできることが、とつぜん複雑なタスクに思えてくるのです。

試しに、マグカップに水をたっぷり入れて、部屋の端から端まで運んでみてください。普通にできますよね。では、今度はそのマグカップの水をじっと見つめてください。そして、こぼれないように注意深く傾きを調整しながら、部屋の端まで歩いてください。

今度は、こぼしてしまった人もいるのではないでしょうか。考えなければうまくいくのに、意識したとたんに難易度が上がるのです。

大事な場面で失敗するのも、これと同じです。[7] 絶対に失敗できないというプレッシャーがかかると、必要以上に考えすぎて、当たり前にできるはずのことができなくなります。プレッシャーが大きければ大きいほど、失敗の危険も大きくなります。

ここぞという場面で失敗した経験は、なかなか忘れることができません。ビル・バックナーは、引退して久しい今でも、あのときのミスのことをとやかく言われつづけているそうです。

失敗の傷を手当てする方法

失敗はつらいものですが、すべての失敗が手当てを必要とするわけではありません。比較的小さな失敗であれば、放っておいてもすぐに立ち直れます。かなり大きな失敗でも、前向きに考えて次に生かせば、こじらせることはありません。

しかし、失敗が何度も続いたり、失敗を受け流すことができなかったりした場合、心の手当てが必要になってきます。失敗の症状は自分では気づかないことも多いので、手痛い失敗をしたときには、念のため応急処置をしておいたほうが安全だと思います。

それでは救急箱を開いて、手当ての方法を確認しましょう。

手当ての前に知っておいてほしいこと

これまで見てきたように、失敗が引き起こす主な症状は、自信喪失、無力感、失敗不安の3つです。これらの症状に合わせて、最適な手当てを紹介します。

手当てA（失敗を前向きに受けとめる）と手当てB（自分の力で改善できることに目を向ける）は、自信喪失を最小限にとどめ、無力感やあきらめの気持ちに支配されることをふせぎます。やる気や希望を取り戻し、前向きに取り組むことを可能にします。

手当てC（失敗を直視する）では、逃避的な行動をふせぐために、自分の失敗や恐れに向き合う方法を学びます。

手当てD（不安とプレッシャーから注意をそらす）では、失敗への不安を軽減し、大事な場面で緊張しすぎないことをめざします。

手当てA　失敗を前向きに受けとめる

大きな失敗を経験した患者さんが来たとき、私はまず深い共感と同情を示します（ここで多くの人は目をうるませ、ティッシュの箱に手を伸ばします）。

次に私が伝えるのは、その失敗から現実的な教訓を学び、それを生かして前に進もうという話です（ここでティッシュの箱は、私の顔めがけて飛んできます）。

ティッシュの箱を投げつけたくなる気持ちもわかります。**落ち込んでいるときに前向きな話をされることほど、うっとうしいものはありません**よね。

それでも私がそういう話をするのは（ティッシュの箱をよけるのが得意だからというのもありますが）、前向きな話が実際に役立つからです。失敗から立ち直るためには、失敗から学んで次に生かすことが何よりも有効なのです。

共感や同情は必要ですが、それだけでは状況がさらに悪化する恐れがあります。[8] なぜなら、失敗で落ち込んでいるときのネガティブな思考を肯定することになるからです。

まずは親身になって話を聞き、そのあとすぐに現実的な検討に入る。

この組み合わせが、失敗からの立ち直りにはもっとも効果的なのです。

失敗を前向きに捉えるエクササイズ

失敗を前向きに捉えるためのヒントをいくつか紹介します。これらを読んで、自分の状況に当てはめられるかどうか考えてみましょう。

1　失敗は成功の母である

「私は一度も失敗などしていない。うまくいかない方法を1万通り見つけただけだ」

発明家のトーマス・エジソンの言葉です。

エジソンが言うとおり、失敗とは成功するための方法を見つける過程です。失敗の経験を積み重ねれば、成功のための知識も蓄えられます。

次に何をすればいいかが明確になり、成功に大きく近づくことができるのです。

2　失敗は新たなチャンスを与えてくれる

フォード・モーターの創業者であるヘンリー・フォードは、自動車会社を2社起業していずれも失敗しました。普通ならそこであきらめるでしょうが、彼は三度目の挑戦を決意しました。そのときに思いついた組み立てラインのアイデアが大成功し、彼は世界的な大富豪にのぼりつめたのです。

あなたの失敗も、より大きな成功のチャンスを呼び寄せてくれるかもしれません。

3　失敗は自分を強くしてくれる

遠泳選手のダイアナ・ナイアドは、62歳の夏に、キューバからフロリダまで177キロを泳ぐという途方もないプロジェクトに挑戦しました。

このときの挑戦は、失敗でした。100キロ近く泳いだ時点でぜんそくの発作が起きたのです。それでも彼女はあきらめず、２カ月もたたないうちに再挑戦しました。前回よりも距離を伸ばしましたが、猛毒のクラゲに刺されてドクターストップ。さらに翌年また挑戦しますが、今度は激しい雷雨に襲われて断念を余儀なくされます。

ダイアナは落胆しました。それでも体が回復すると、ダイアナの心に強い意欲が湧いてきました。これまでの失敗は、自分を強くしてくれた。今の自分は、前よりも成功に近づいているはずだ。

そして２０１３年、彼女はついにキューバからフロリダまで泳ぎきることに成功。悲願を達成し、世界で初めての偉業を成しとげたのです。

失敗はつらいものですが、失敗から立ち直ったとき、私たちは間違いなく今までよりも強くなっています。

４　失敗のなかにも成功がある

失敗は、くやしいものです。

もう少しでトップになれそうだったのに、大事な一戦で負けてしまった。せっかく第一志望の会社の最終面接までこぎつけたのに、うまく話せなくて不採用になった。

しかし見方を変えれば、トップ争いに食い込んだこと自体は大きな成功です。最終面接まで進んだのですから、かなりいい線まで勝ち残ったということです。
失敗したときにはネガティブな面に目が行きますが、成功した部分を正しく評価することも大切です。大失敗のなかにも、隠れた成功があるかもしれません。

5　成功することは必ずしも必要でない

誰だって、できれば成功したいものです。ただし、成功だけに意味があるのかというと、そんなことはありません。
成功したいと望み、目標のために努力する過程で、私たちはすでに多くのものを手に入れています。成功そのものよりも、そこに至る過程のほうが、得るものは大きいのです。[9]
成功した瞬間は、たしかにカタルシスを感じます。しかし自己の成長や、達成や、興奮や、自信は、成功までの道のりで得られるものです。
努力する過程で自分が何を得たのか、振り返ってみましょう。

手当てAのまとめ

用法・容量：大きな失敗や挫折を経験したら、すぐに実行する。
主な効果：自信喪失や無力感をやわらげ、前向きな気持ちを取り戻す。

その他の効果：失敗への不安をやわらげる。

手当てB　自分の力で改善できることに目を向ける

大きな失敗をすると、無力感に打ちのめされます。

何もうまくいかない気持ちになり、努力なんかしても無駄だと思えてきます。

しかし失敗のあとの無力感は、たいてい誇張されているものです。本当は自分の力で変えられることもあるのに、そこに目が向かないのです。

そんなときは、自分が無力ではないと自覚することが大切です。「自分の力で何かを変えられる」という気づきは、心の状態を改善し、深刻な症状を防止するのに役立ちます。


65歳以上のシニア層を対象にした、おもしろい実験があります[10]。

人は年齢を重ねるごとに、体を動かさなくなりがちです。その結果、健康にさまざまな悪影響が出てきます。

問題は、多くの人が、年をとると体が弱って当然だと考えていることです。運動してもどうせ無駄だと思い込んでいるのです。

実験では、参加者たちに運動の重要性をレクチャーし、高齢者でもウォーキングなどの簡単な運動によって体の機能をどんどん強化できると教えました。

それから1カ月後、参加者たちの健康状態は見違えるように改善されていました。以前にくらべて1週間あたり4キロも多く歩くようになり、体力がつくと同時に、精神的にも元気になったというのです。

無力感を追い払って自信を取り戻すには、状況を正しく認識することが大切です。失敗したときの状況を再検討し、計画にミスはなかったか、実行のしかたに問題はなかったか、どこに改善の余地があるかを考えてみましょう。

改善可能な点に気づくことができれば、失ったやる気と自信を取り戻し、ふたたびチャレンジする勇気が湧いてくるはずです。

計画上手になるエクササイズ

これから紹介する5つのステップで、目標達成のためのよりよい計画づくりを学びましょう。目標がたくさんある人は、いっぺんにやろうとせず、大事な目標からひとつずつ順番に実行してください。[11]

ステップ1　目標をできるだけ具体的で現実的なゴールに落としこむ

「夏までにやせる」という目標は現実的かもしれませんが、あまり具体的ではありません。逆に「宝くじで1等を当てる」という目標は、具体的ですが現実的ではありません。

具体的かつ現実的な、無理のないゴールを設定しましょう。

ステップ2　ゴールまでの道のりを、いくつかの短期目標に分ける

長期的なひとつの目標を追いつづけるのは大変なので、途中にいくつかの短期目標をつくっておきましょう。

大切なのは、大きすぎず、小さすぎない単位を見つけることです。短期目標が難しすぎるとくじけますし、簡単すぎると飽きてしまいます。最初はやさしめに、だんだんハードルを上げていって、つねにちょうどいい負荷がかかるような状態が理想的です。

短期目標をつくるときには、結果よりも行動に着目しましょう。自分しだいでなんとかなることを目標にするのです。

ダイエットの例で言うなら、「2キロやせる」という目標よりも、「週に2回はジムに行く」という目標がベターです。何キロやせるかは結果であって、自分で変えられる行動で

はないからです。

ステップ3　短期目標と最終的なゴールに、それぞれ期限を設定する

短期目標一つひとつに開始日と終了日を設定して、最終的なゴールにたどり着くまでの期間を決めておきましょう。

最終的なゴールの期限が決まっている場合は逆算して考えるのもありですが、それだと無理なスケジュールになりがちです。できれば短期目標にかかる時間を検討し、積み上げ式で期限を設定するほうがいいでしょう。

ステップ4　目標を邪魔する要素を洗いだす

目標までの道のりは、平坦であるとはかぎりません。思わぬ邪魔が入ったり、誘惑が現れたりするものです。

たとえば禁酒するという目標の場合、週末のパーティーに対処する方法をあらかじめ考えておく必要があります。仕事の会食でワインが出される可能性があるなら、それも計算に入れておかなくてはいけません。

ステップ5　邪魔や誘惑に対処する方法を決めておく

邪魔や誘惑に出会ったとき、どう行動するかを決めておきましょう。このとき大事なのは、否定形ではなく、能動的な行動として記述することです。

たとえば禁煙を目標にしているなら、「タバコをすすめられても吸わない」ではなく、「タバコを1本すすめられたら『禁煙中なんです』とはっきり言う」という行動にするといいでしょう。

やり方はひとつではない

いくら計画がよくても、成功するとはかぎりません。大事なのは計画をうまく実行することです。

レニーはマジシャンになるために計画を立て、完璧に実行しているつもりでした。考えられることはすべてやって、それでも失敗したと思っていたのです。

でも、本当にほかのやり方はなかったのでしょうか？

私はレニーの話を聞き、心から同情したあとで、「でも、本当にすべてをやりつくしたとはかぎらないでしょう」と言いました。ティッシュの箱が飛んでくるかと思って身構えましたが、レニーは驚いた様子で、素直に次の言葉を待っています。

そこで、私たちは決め技を開発するためのアイデア出しの方法について検討しました。一口にアイデアを出すといっても、いろいろな方向からのアプローチが考えられます。たとえば、コンセプトから考える（愛、家族、食欲、文化）。感情から考える（驚き、不思議、混乱、ショック、それらの組み合わせ方）。あるいは、何か一風変わった題材やしかけを選び、そこからマジックに発展させるというやり方もあります。

レニーは私のアイデアにすべて同意したわけではありませんが、自分の考え方が凝り固まっていたことに気づいてくれました。新たなやり方を考えよう、という意欲が彼の目に戻ってきたのです。

実行上手になるエクササイズ

今までの自分のやり方を見直し、新しいやり方がないかどうか検討してみましょう。

ステップ1　自分がどんな失敗をしたのか、紙に書きましょう

失敗がいくつもある場合は、ひとつだけ選んでください。

レニーの答え

「プロのマジシャンになれなかった」

ステップ2 失敗の原因として考えられるものをすべて書きだしてみましょう

レニーの答え

「インパクトのある決め技がなかった。エージェントがつかなかった。マジック界にコネがない。そもそもマジックが流行っていない」

ステップ3 今あげた原因のなかで、自分で変えられることはどれでしょうか。変えられないことはどれでしょうか

たとえばスポーツの挑戦に失敗したとして、練習する時間が短かったことは、自分で変えられることです。練習時間を増やせばいいからです。でも、天候が悪かったとしたら、それは自分では変えられないことです。

レニーの答え

「変えられないことは、エージェントがつかなかったこと。決め技を開発する才能がないこと。コネがないこと。マジックが流行っていないこと。

変えられることは、マジックをあきらめたこと」

ステップ4　「変えられないこと」について、それが本当に変えられないのかどうか検証しましょう

与えられた条件だと思っていたもののなかで、自分の行動に置き換えられる部分はないでしょうか。

レニーの答え

「決め技を開発する才能がない」↓「考え方が一面的だった」

「コネがない」↓「マジック関係者と知り合う場に参加しなかった」

「マジックが流行っていない」↓「ユーザーの嗜好に合わせたマジックを考えようとしなかった」

ステップ5　前のステップの答えを参考に、新しい実行方針を決めましょう

何をどう改善すれば成功に近づくことができるでしょうか。

レニーの答え

「決め技を考えるために、いろいろな側面からブレインストーミングしてみる。マジック関係者が集まるイベントに積極的に顔を出し、ソーシャルメディアでつながりを増やす」

それから8カ月後、レニーからメールが来ました。ついに新しい決め技を開発し、なんとテレビで披露することになったというのです。

私はもちろん、彼のパフォーマンスをテレビで見ました。とても印象的で美しいマジックでした。テレビに映る彼は、自信に満ちたプロの顔をしていました。

手当てBのまとめ

用法・容量……大きな失敗や挫折を経験したら、すぐに実行する。次に何かに挑戦するときにも、計画と実行のプロセスを見直してみる。
主な効果……何をやってもダメだという無力感をやわらげ、前向きな気持ちを取り戻す。次に挑戦するとき、成功する可能性を高める。
その他の効果……自分に自信を持ち、失敗への不安をやわらげる。

手当てC　失敗を直視する

失敗から目を背けたいと思う気持ちは誰にでもあります。しかし、その誘惑に負けてしまうと、失敗から学ぶことができなくなります。

それ以上に困るのが、失敗を環境や他人のせいにすることで、「自分ではどうにもできない」という無力感に陥ることです。

失敗を直視するのはつらいことですが、不安や恐怖を手なずけるために不可欠なことでもあります。**目を背けてばかりいると、失敗の不安はあなたの無意識にもぐりこみ、行動を悪いほうへと導いてしまう**のです。


6社の面接に落ちたリディアは、育児で仕事を離れていた期間が長かったせいで自信を失い、転職のチャンスを無意識のうちに自分でダメにしていました。あえて全力を出せない状況をつくることで、失敗のショックを回避しようとしていたのです。

彼女はそのことに気づいていませんでした。6社目の話を聞いたあと、私はそれとなく事実を指摘してみることにしました。

「連休明けなんかに、仕事に戻るのが不安になることがあるんですよね。10年も仕事を離れたあとの復帰だと、かなり不安じゃないですか？」

「ええ、まあ不安はありますけど」とリディアは言いました。

「ですよね。そのことについて、誰かに相談されました？」

リディアが首を振るのを見て、私はさらに言いました。

「不安だったり、怖いと感じたりするのは、ごく自然なことなんですよ。でも、不安や恐れを無視していると、そいつらは悪さを始めるんです。ちゃんと言葉にして表現してやらないと、どこか別の出口を見つけて出てくるんですよ」

「別の出口って？」

「たとえば、これから面接を受ける会社の受付の人とケンカしてしまうとか」

私がにっこり笑ってそう言うと、リディアは心外だという顔をしました。

「だって、本当にすごく失礼な人だったんですよ！」

「ええ、ものすごく失礼だったんでしょう」と私は認めました。「でもあなたには、お子さんが3人いる。イラッとくる態度には、けっこう慣れているんじゃないですか？」

「えっ、まあ、そうかもしれませんけど……」

「つまりね、あなたが転職の不安を押し込めようとするから、不安が怒りの爆発という形になって出てきたんだと思うんです」

「じゃあ、頭痛や腹痛は？　気のせいじゃなくて、本当に痛かったんですよ！」

「不安だって、気のせいなんかじゃないですよ」と私は言いました。「不安から目を背けていたら、この先もっと頭痛や腹痛が出てくると思いますけどね」

リディアは今度は反論せず、考えこむような顔になりました。そして少しずつ、不安な気持ちに向き合い、失敗を自分のせいだと認められるようになったのです。

やがて彼女は転職活動を再開しました。その後も面接に落ちることはありましたが、失敗から学ぶことを覚えました。そしてついに、希望した職種で、ふたたびキャリアを踏みだすことができたのです。

笑いで失敗の恥ずかしさを乗り越える

失敗のあるところには、かならず不安や恐れがあります。

そうした不安や恐れに対処する最善の方法は、信頼できる人にその気持ちを話すことです。言葉にして外に出してしまえば、無意識のうちに失敗を招き寄せるような行動をとらなくてすみます。

話せる相手がいないなら、日記やブログに書いてもいいでしょう。ただし、あまり悲観的に書きすぎないように、バランスを心がけてください。

冗談にして笑い飛ばすことも非常に効果的です[12]。失敗体験のなかにユーモアを見いだすことができれば、つらい気持ちや恥ずかしさは消えていきます。次に挑戦するときの不安や緊張をふせぐ効果も期待できます。

もちろん、笑い飛ばせない種類の失敗も世の中にはあります。でも多くの失敗は、意外と笑えるものなのです。

お笑い芸人を見れば、彼らの笑いが失敗から生まれていることに気づくでしょう。**自虐ネタは笑いをとるための定石**です。

レッドソックスの優勝をかけた試合で簡単なボールを取り損ねたビル・バックナーは、2011年にテレビの人気お笑い番組に出演しました。ドラマ風コントのなかで、バックナーは昔のミスのことを道行く人たちにからかわれ、さんざん悪口を言われます。悲しげに歩いていた彼は、ビル火災の現場に遭遇します。

多くの見物人が見上げる先では、逃げ遅れた女性が赤ちゃんを抱えて助けを求めていました。消防士がシートを広げ、そこに赤ちゃんを落とすように説得しています。意を決した母親は赤ちゃんから手を離しますが、赤ちゃんはシートの上でバウンドし、あらぬ方向へ飛んでいきます。

見物人たちは息を呑み、赤ちゃんの行方に目を向けます。そこに立っているのは、まさかのビル・バックナーです。人びとの顔がいっぺんに恐怖で歪みます。

「もうだめだ！」

しかしバックナーは、完璧なタイミングで赤ちゃんをダイビングキャッチ。拍手喝采が巻き起こり、バックナーはついに汚名返上を果たしましたとさ、というストーリーです。バックナーがこのコントに出演したことは、どんな失敗も乗り越えられるという希望を与えてくれます。人生でもっともつらい失敗を、彼は見事な笑いに昇華させたのです。

手当てCのまとめ

用法・容量……大きな失敗や挫折を経験したら、すぐに実行する。
主な効果……不安による逃避行動をふせぎ、無力感をやわらげる。ユーモアを見つけることで、つらい気持ちを取り除く。
その他の効果……自分に自信を持ち、失敗への不安を減らす。

手当てD　不安とプレッシャーから注意をそらす

一度大きな失敗をすると、次も失敗するのではないかと怖くなります。とくにプレッシャーが大きい場面では、緊張と不安で本来の力が出せないことも珍しくありません。

失敗は不安を呼び、不安は失敗を呼びます。この悪循環が始まると、不安は深まる一方です。

この悪循環を断ち切るための方法をご紹介しましょう。

1 プレッシャーを感じたら口笛を吹く

口笛はプレッシャーから気をそらし、考えすぎをふせぐのに役立ちます。なぜかというと、ちょうどいいくらいの注意力を使うからです。口笛を吹くことに意識が向けば、プレッシャーのことばかり考えなくてすみますから、自然な動きを取り戻すことができます。ただし口笛を吹くときには、まわりの状況に注意しましょう。迷惑にならない程度に、こっそり吹く程度でもちゃんと効果はあります。

2 試験中にぶつぶつ独りごとを言ってみる

テスト不安に対抗するための最善策は、あらかじめしっかりと勉強しておくことです。勉強していないと不安ですが、精一杯やっていれば不安はそれだけ小さくなります。

とはいえ、しっかり勉強したのに不安になることがあるのも事実です。

そんなときは、焦らず気持ちを落ち着けることが大切です。

プレッシャーを感じていると呼吸が浅くなり、酸素不足で頭がまわらなくなります。いったん鉛筆を置いて解答用紙から目を離し、1分間だけ自分の呼吸に意識を集中しましょう。3つ数えながら息を吸い、次の3つで息を吐きます。新鮮な空気が肺を満たし、よけいな緊張とともに体から出ていくのを感じましょう。

1分ほどたったら、今度はテストに意識を集中させます。結果のことは考えず、目の前の問題を解くことだけに集中しましょう。

そのために効果的なのが、声に出して考えることです。問題を解くプロセスを小さな声で言ってみましょう。するとちょうどいい具合に注意力を使うので、よけいなことを考えなくてすみます。

3 ステレオタイプを克服する

性別や人種などのステレオタイプは、無意識のうちにあなたの手足を縛り、本来の力を奪います。

そんなステレオタイプに負けないためには、自分にとって何が大事かを思いだすことが有効です。自分にはこんないいところがある、こんな大事なものがある、と意識するのです。

400人の中学1年生を対象にした興味深い調査があります。[13]

参加者たちは新学期の最初に、自分についての短いエッセイを書くように言われました。テーマは運動能力、友情、家族の絆などのなかからひとつを選びます。参加者の半数は、自分が人生で大事にしているものをテーマに選ぶように言われました。残りの半数は、とくに大事だと思わないテーマについて書くように指示されました。

その結果、自分にとって大事なことについて書いたグループでは、黒人と白人の成績差が40%も縮まりました。しかも、その効果は2年間も続いたのです。

また同じように、大学で物理をとっている女子を対象にした調査でも、自分を肯定するエクササイズをやった人のほうがそうでない人より成績が大きく伸びたという結果が出ています。[14]

自分に自信のないときには、ステレオタイプに振りまわされやすくなります。「女性だから」などの理由で能力が発揮しづらい人は、テストの前に少し時間をとって、自分のよいところや、大事にしているものについての短いエッセイを書いてみましょう。

自分の価値を思いだせば、外野のよけいな意見に惑わされることが少なくなるはずです。

手当てDのまとめ

用法・容量……大事なテストや本番などで、失敗が不安だったり、大きなプレッシャーを感じるときに使用する。

主な効果……本番前の緊張やテストへの不安をやわらげ、失敗のリスクを減らす。

◆こんなときは専門家に相談しよう

この章で紹介した手当てをしても無力感が消えなかったり、失敗の恥ずかしさや絶望感で苦しかったり、憂うつな気分が続く場合は、医師やカウンセラーに相談してみましょう。

失敗への不安が人一倍強く、いつも大事な場面でうまくいかないという人も、一度専門家に話してみるといいアドバイスがもらえるかもしれません。

失敗のつらさや絶望感のあまり自分や他人を傷つけたい気持ちになっているときは、すぐに助けが必要です。まずは最寄りの病院に行き、今後の対処について相談しましょう。

第 7 章

自分が嫌いになってしまったとき

——自信のなさ、
自己肯定感の低下

あなたは、自分であることに満足していますか？

自分を肯定し、価値あるものとして受け入れること。これを心理学の言葉で**自己肯定感**（セルフ・エスティーム）といいます。

心の健康のためには、自己肯定感が欠かせません。自己肯定感が低く、自分なんかだめだと思ってしまうと、心の免疫力が大きく下がるからです。

自己肯定感が低いとき、私たちの心はちょっとしたことでも傷つきやすくなります。なんとなく気分が沈み、悲観的で消極的な態度になりがちです。憂うつや不安が高まり、過食症や拒食症になる危険もあります。さらには人間関係の満足度が下がることもわかっています[1]。

一方、自己肯定感を高めれば、心の免疫力が強化されて多少のことではへこたれなくなります。

自己肯定感を高めることは、自分大好き人間になることではありません。

世の中には自分が大好きで自信に満ちあふれた人もいますが、それはそれで困った面があります[2]。人の批判を聞き入れなかったり、自分の失敗を認めなかったり。自分の正しさを主張しすぎて、周囲の人とトラブルになることもあります。

その極端なケースが、ナルシストです。ナルシストの人は自己愛が異常に強く、ちょっとでも批判的なことを言われるとひどく傷つき、怒ります。誰かに否定されたと感じたら、全力で相手に報復します。自分の肥大化した自己を守るためなら、手段を選ばないのです。

そういう自己愛の強すぎるケースにくらべれば、自分に自信がないくらいのほうがましかもしれません。自己愛は強すぎても弱すぎてもあまりよくないようです。

理想的なのは、**自分をしっかりと肯定しながら、自己愛におぼれない堅実さを保つこと**です。そのように安定した自己肯定感を持っている人は、心がもっとも健康であるといえます。

自分が嫌いなのは自分に魅力がないから？

自分が大好きな人もいれば、逆に自分が大嫌いな人もいる。そうした自分自身に対する評価は、どのように決まるのでしょう？

世の中で評価されるようなスキルや特徴を持っていれば、自分自身に満足できるのでしょうか。人より魅力的であれば、自分を好きになれるのでしょうか。

それとも逆に、「自分が嫌い」という心理的バイアスが、自分のスキルや特徴を低く見せるのでしょうか。

外見の魅力を例にとって考えてみましょう。

自己肯定感が高い人は、自分の外見を高く評価する傾向があります[3]。ところが、実際の写真（メイクやアクセサリーなしの、素顔の写真）を比較したところ、自己肯定感の高い人と低い人で外見の魅力に差がないことが明らかになったのです。自分が嫌いだと思っている人も、純粋な顔のつくりで見れば、とくに劣っているわけではありません。**「自分は魅力的じゃない」と思い込んでいるせいで、魅力を十分に発揮できないだけ**なのです。

一方、「自分は魅力的だ」と思っている人は、その魅力を存分に引きだすために服装や髪型、メイクに気を配ります。そのおかげで周囲の人からの評価も高まり、自己肯定感がさらに強化されるのです。

ものの見え方は、気分によっても変わります。

どうしても自分が好きになれないと言ってセラピーにやってきたある若者は、自分の体型をけなすだけでなく、有名人の体型も全力で批判していました。ブラッド・ピットのことさえ「手足がひょろひょろでみっともない」と言うのです。私は思わず言い返しました。

「自分の体が気に入らないのはわかりました。でもあなたは、誰の体も気に入らないんでしょう。問題は、すべてがネガティブに見えることみたいに思えますね。どうです、最近憂うつな気分になっていませんか？」

気分が憂うつなとき、私たちはものごとを必要以上にネガティブに捉える傾向があります。自分だけでなく他人も批判したくてしかたないときは、うつ傾向になっているかもしれません。

自己肯定感が低いときの症状

自己肯定感が低いときには、主に3種類の症状が問題になってきます。

まず、心の免疫力が弱り、日々のちょっとしたできごとに傷つきやすくなります。また、ポジティブな言葉や情報を受け入れられず、ほめられても信じることができなくなります。さらに、自分を卑下するあまり、いやなことを我慢して他人の言いなりになってしまいます。

では、それぞれの症状について、詳しく見ていきましょう。

症状1 心が傷つきやすくなる

自己肯定感が低いときには、ささいなことでも傷つきやすくなります。メールの返事がこなかったり、プレゼンで失敗したりしただけで、心のバリアが破られてぐさりと傷を負ってしまうのです。

みなさんにも覚えがあるかもしれませんが、自分に自信があるときには、少々いやなことがあってもそれほど傷つきません。

でも自分なんかだめだと思っているときには、すぐに追いつめられ、立ち上がれなくなります。心を守る壁が薄くなっているので、いやなできごとが心を直撃し、ダメージが大きくなってしまうのです。

多くの研究もこのことを証明しています。**自己肯定感が高いほうが、心が打たれ強くなり、心の免疫力が高くなる**というのです。[4]

脳スキャンを使ったある研究によると、自己肯定感が低い人は、誰かに拒絶されたときに通常よりも大きく傷つくことがわかりました。[5] それだけでなく、拒絶されたときの対処のしかたにも差があります。ふたたび拒絶されるのが怖くて、他人とのあいだに距離を置き、自分の世界にこもりがちになるのです。

そうした行動が行きすぎると、人との交流がとだえ、深刻な孤独に陥ってしまいます。また、自己肯定感が低い人は、失敗や挫折にも弱くなります[6]。失敗に打ちのめされ、ふたたび挑戦する勇気がなくなって、自信喪失や無気力に陥るのです。そうなると自己評価がさらに下がり、ますます自分が嫌いになります。

不安を感じやすくなるという研究結果もあります。ある実験では、参加者たちに「不快な電気ショックを与える」と告げました。電気ショック自体の強さはここでは問題ではなく、不快な電気ショックが来ると聞かされたときの反応を見るのが目的です。

参加者の半数は、待っているあいだに、自己肯定感が高まるような情報を聞かされました（「あなたは言語能力のテストですばらしい点数をとった」）。残り半数の人は、何も聞かされませんでした。その結果、自己肯定感が高まる情報を聞かされた人は、電気ショックに対する不安が大きく軽減したのです。

ストレスに対する反応も、自己肯定感に大きく左右されます[7]。

ストレスを引き起こすできごとがあったとき、自己肯定感の低い人は、必要以上に深刻に受けとめがちです。そのせいでストレスが高まり、心身が不安定になります。自己肯定感の低い人はストレスホルモンであるコルチゾールの血中濃度が高いという結果も出ています。

そして困ったことに、ストレスが高まっている状態では、いつもよりミスや失敗をしやすくなります。すると自己評価がさらに低くなり、どんどん自分が嫌いになってしまうのです。

症状2 ポジティブな言葉や行動を遠ざける

自己肯定感が下がっているときのもうひとつの問題は、ポジティブな情報を受け入れられなくなることです[8]。

自分なんかだめだと思っているから、他人にほめられても素直に信じられません。楽しむチャンスがあっても、そこに手を伸ばそうとしません。

ある実験では、参加者たちを悲しいムードにしたあとで、楽しい動画を見るチャンスを与えました。自己肯定感の高い人はすすんで動画を見て笑いましたが、自己肯定感の低い人は動画を見る気になれないといって辞退しました。

そのように、自己肯定感が低い人は、ポジティブな情報や体験に対してひどく消極的になりがちです。**ポジティブな体験をわざわざ遠ざけるので、自己評価や気分がよけいに下がり、心の免疫力がますます弱ってしまいます。**

自分がもっとも必要としている情報を、自分から遠ざけてしまうのです。

私のセラピーにやってきたボーという男性も、その罠にはまっていました。ボーはハンサムで背が高く、安定した仕事についている若者でした。一見、恵まれているように見えます。

ところが、人間関係はみじめなものでした。人づきあいがほとんどありませんし、数少ない友達は、ボーのことを完全にバカにしているのです。待ち合わせをすれば何時間も一人で待たされ、パーティーには呼ばれずにあとから自慢話を聞かされ、会えばこっぴどくからかわれてお金を巻き上げられます。

ボーは言い返すこともできず、悪い友達の言いなりになっていました。

そのせいで、彼女もなかなかできません。女性と話していると、友達が割り込んできてボーのことをこきおろします。好きな女性を横取りされたこともありました。

たとえ女性とつきあいはじめても、やはりうまくいきません。好きな人にほめられると、「自分はそんな男じゃないのに、ダメ人間なのに！」と怖くなるのです。

その結果、知らず知らずのうちにダメ人間をアピールするような行動をとり、すぐに嫌われて別れます。そして嫌われたせいで、「やっぱり自分はだめなんだ」という確信がさらに深まります。

パートナーからの承認やあたたかい言葉は、自己肯定感を保つための大切な要素です。しかし自己肯定感が低い人は、そうしたポジティブなメッセージを素直に受け入れられません。[9] 過大評価されていると感じ、怖くなって逃げてしまうのです。

症状3 いやなことを必要以上に我慢する

ボーはなぜ、意地悪な友人たちの言いなりになっていたのでしょうか。

自分が低く見られていることには、当然気づいていました。いつもからかわれ、いいように利用されて、不当な扱いを受けていました。

それなのに、解決しようと考えたことはありませんでした。

彼は不当な扱いに立ち向かうことなど無理だと思い込んでいました。それだけでなく、いやな相手を避けることも不可能だと思っていました。「友達がいないよりましだから」と言い訳して、わざわざいやな思いをするために友達に会いに行くのです。

自己肯定感の低い人は、いやなことを必要以上に我慢する傾向があります[10]。一方的に損をする人間関係であっても、そこから逃げだすことができません。基本的に人に好かれないと思っているので、「自分なんかとつきあってくれるだけでもありがたい」という考えになります。

人に嫌われたらどうしようと思うあまり、相手にノーが言えません。自分の考えを主張できず、当たり前の要望さえ伝えられずにぐっと呑み込みます。

何をしても文句を言わないのですから、相手はあなたの気持ちを思いやることなど忘れてしまいます。

友人たちにしてみれば、ボーはいいカモだったのです。

といっても、ボーの友人たちが、特別悪い人間だったわけではありません。人は必要以上の努力をしないものですから、雑に扱っても許されるなら、つい行動が雑になります。お金を返さなくても怒られないなら、つい返すのを忘れます。一方的に尽くしてくれる相手とつきあっていると、尽くされて当然のような気になってきます。

相手に何も要求できない人は、一方的に不利な立場に置かれがちです。**相手に尊重してもらうためには、尊重してほしいと伝える必要がある**のです。

これはボーにとっては、非常に難しい課題でした。自分のような人間が、そんなに多くを求めてもいいものだろうか。そんなことをしたら、誰からも嫌われて今よりひどい状況になるのではないか。

自己肯定感が低いせいで、当たり前のことがひどく大それたことに思えたのです。

自己肯定感の傷を手当てする方法

自己肯定感は、つねに揺れ動いています。

いやなことがあったときなど、一時的に自己肯定感が下がっている場合は、とくに手当てをする必要はないでしょう。一時的な落ち込みは、誰にでもあるものです。

しかし、自己肯定感の低い状態が長く続いたり、そのせいで周囲の人との関係がいびつになっている場合は、きちんと傷を手当てして自己肯定感を高める必要があります。

これから紹介するのは、差し迫った症状をやわらげ、自己評価を高めるのに役立つやり方です。ただし、自己肯定感を根本的に高めるためには、時間と努力が必要です。

この章のエクササイズを実行したからといって、一瞬で自分が好きになれるわけではありません。でも、ここで学んだことを心に留めて、前向きに努力していれば、やがて安定した自己肯定感が心に根づいてくるはずです。

手当ての前に知っておいてほしいこと

自己肯定感が低いと、心の免疫力が弱り、さまざまな症状が出てきます。

先ほど紹介したように、主な症状は3つあります。①心が傷つきやすくなる、②ポジティブな情報が受け入れられなくなる、③弱気になり不利な立場に甘んじる、の3つです。

これから紹介する手当ては、ネガティブな見方を修正し、自分を肯定するのに役立ちます。とくに自分に自信がなくなったときや、ストレスの多いときに実行するといいでしょう。

AからEの順に実行してください。

手当てA（自分にやさしい言葉をかける）は、自己否定をやわらげ、弱った心を守るのに役立ちます。

手当てB（自分の強みを確認する）と手当てC（ポジティブな評価を受け入れる）は、自分のいいところに目を向けて、無力感から脱するのに役立ちます。

手当てD（要求を伝えて現実を改善する）と手当てE（もっと自分を好きになれるようになる）では、まわりや自分に変化を起こし、自己肯定感を持ちやすい状態に近づけていきます。

章の最後には、専門家の助けを求めるべきかどうかのガイドラインを示します。

手当てA　自分にやさしい言葉をかける

想像してください。

学校の成績のことで、子どもを怒鳴りつけている親がいます。ひどい言葉で子どもを罵倒し、おまえはバカだダメだと決めつけます。子どもに対する思いやりの気持ちはかけらも見あたりません。精神的な虐待です。

子どもはひどく痛めつけられて、力なくうなだれています。

こういう光景は、見ているだけでつらい気持ちになるものです。あんな親にだけはなりたくないと思うのではないでしょうか。

ところが、**自己肯定感が低いとき、私たちはその親と同じことをしています。**

子どもにではなく、自分に対してです。自分の失敗や欠点を執拗に批判し、自分をこてんぱんに痛めつけるのです。

なぜ、自分自身を精神的に虐待してしまうのでしょうか。

そのことを指摘すると、私の患者さんたちはこんなふうに言います。

「わかっているけど、しかたないんです」

自分を批判するべきではないけれど、こんなことがあったんだから責めて当然だ。こればかりは批判せずにいられない。そうやって言い訳をつくっては自分をいじめるのです。

「自分の子どもや友達に、同じことを言えますか？」

私がそう尋ねると、彼らは「まさか」という顔をして首を振ります。

自己肯定感が低いときには、こういうことがよく起こります。頭では、自分をもっと大切に扱うべきだとわかっています。それなのに気持ちがついていかず、他人に向かって言えないようなひどい言葉を自分に投げかけるのです。

これではよけいに心が傷ついて、自己肯定感がどんどん低下します。

心の免疫力が弱っているときには、何よりも**心を元気づけ、免疫力を高めることが最優先**です。自分を批判するのはそのあとでかまいません。まずは頭のなかの意地悪な声を追い払い、自分を勇気づける言葉に置き換えることが大切です。

「自分にやさしくしましょう」とアドバイスすると、自己肯定感の低い人はたいてい顔をしかめます。自分を甘やかしたらよけいにだめになると思うからです。しかし、実際は逆です。

自分にやさしくしたほうが心の免疫力が高まり、ものごとがうまくいくのです。

大学の新入生を対象にした実験では、自分にやさしくするとホームシックになりにくく、憂うつな気分や不満が減ることがわかりました。[11] また、別れや挫折などのつらいできごとを経験したときも、自分にやさしい言葉をかけたほうが早く立ち直れるという結果が出ています。[12]

自分にやさしくするエクササイズ

次の1～4のエクササイズを、3回実行してください。できれば1日に1回ずつ、3日連続で実行しましょう。

1　失敗したり恥をかいたりして、自分がいやになった経験をひとつ思いだしてください（なるべく最近のできごとのほうが効果的）。そのとき何が起こったか、それについてどう感じたかを詳しく書いてみましょう。

2　今度はそのできごとが、あなたではなく友人や仲のいい家族に起こったと仮定します。その人がいやなできごとに直面した様子を想像し、そのとき彼／彼女がどう感じたかを書いてみてください。

3　その人の心の苦痛を取り除くために、やさしく励ますような手紙を書いてあげましょう。つらい経験をしたことに理解を示し、その人の気持ちを受け入れたうえで、自分を責める必要はないということを伝えてください。

4　もう一度自分の経験と感じたことについて書いてみましょう。ただし、今回はなるべく公平に、客観的に記述します。ネガティブな憶測や批判を避けて、たしかな事実だけを書いてください。

たとえば、恋人がメールの返信をくれなかったのは事実かもしれませんが、恋人があなたを嫌っているというのはただの憶測です。プレゼンでミスをしたのは事実かもしれませんが、同僚に軽蔑されたというのはただの憶測です（自己肯定感が低いときには、人の表情や反応が必要以上にネガティブに感じられるものなのです）。

手当てAのまとめ

用法・容量……1日に1回ずつ、3日間にわたって実行する。頭のなかの批判的な声がやさしい励ましに置き換わるまで、そのサイクルを繰り返す。

主な効果……自己否定や傷つきやすさを軽減し、いやなことがあっても折れない心をつくる。

その他の効果……ポジティブな言葉を受け入れやすくする。

手当てB　自分の強みを確認する

自己肯定感が低い人にポジティブな言葉を言い聞かせても、逆効果になる場合があります。

最近の研究でも、むやみにポジティブな言葉を唱えたり、嘘や大げさな言葉で自己肯定感を上げようとする手法は、逆効果になりうることがわかっています。

ある実験では、参加者たちにさまざまな質問に答えてもらい、「こうなりたいけれども自分には欠けている」と感じている特徴をそれぞれ拾いだしました。そして、その特徴について「あなたは◯◯の特徴がすぐれていますね」という嘘の情報をフィードバックしました。

望んだ特徴があると言われてうれしいはずですが、実際は逆でした。参加者たちの気分はむしろ落ち込み、自己肯定感は低下したのです。

彼らは自分で、その特徴が足りないことを日々痛感しています。そんなときに他人から逆のことを言われても、混乱するだけです。**現実からかけ離れたポジティブさは、役立つどころかむしろ害になる**のです。

もちろん、ポジティブな言葉がすべてだめなのではありません。現実からかけ離れたポジティブさは逆効果ですが、もっと現実的な肯定から始めることは可能です。

他人にほめられるのが苦手な人は、まず自分で認識できる長所を探すところから始めましょう。

どんな人にも、少しくらいはいいところがあります。たとえば、嘘をつかない、人を裏切らない、仕事をさぼらない、などは立派な長所です。すてきな家族に恵まれていたり、得意なスキルがあることも強みになります。

「自分にはこんな強みがある」という気づきは、いろいろな場面で心を強くしてくれます[13]。たとえば上司にひどく怒られたとき、仕事のことで自信を持つのは難しいかもしれませんが、「すてきな友達がいる」「子どもにやさしい」「キルトを縫うのが上手」などの強みを思いだすだけで気分の落ち込みを軽減できます。

自分の強みを確認するエクササイズ

次の1～5のエクササイズを定期的に実行しましょう。毎日できるとベストですが、週1回でも効果があります。

とりわけストレスの多い時期や、自分が否定される可能性があるとき（学校の入試、転職の面接など）には、自己肯定感の低下をふせぐために頻繁に実行してください。

まっさらな紙を2枚用意します。

1　まず1枚目の紙に、自分のいいところを書き並べましょう。性格や特徴、やりとげたことなど、何でもかまいません。少なくとも10個以上見つけられるようにがんばりましょう。

2　よいところを考えているときに、ネガティブな考えや批判的な言葉が心に浮かんできた場合は、それを2枚目の紙にすべて書きとめましょう。

3　1枚目の紙に書いたなかから、自分がいちばん大事だと思うものをひとつ選んでください。そのことについて、短い文章を書いてみましょう。なぜあなたは、この特徴やスキルや経験が大事だと思うのでしょうか。あなたの人生にとって、それはどんな意味を持ちますか？

4　次に2枚目の紙を手にとって、くしゃくしゃに丸めてゴミ箱に捨てましょう。こんなものはただのゴミだからです。

5　翌日（または数日後・1週間後）、1枚目のリストのなかから別の特徴をひとつ選んで、それについて短い文章を書きましょう。1日にひとつずつ、定期的に（できれば毎日）実行し、リストのすべての項目が終わるまで続けてください。途中で自分のよいところを思いついたら、それもリストに追加しましょう。

手当てBのまとめ

用法・容量……1日にひとつずつ、リストのすべてのアイテムが終わるまで定期的に実行する。ストレスの多い時期や、自分に自信がなくなりそうなときにも、あらかじめ実行しておくと効果的。

主な効果……無力感や傷つきやすさを軽減し、いやなことがあっても折れない心をつくる。
その他の効果……自己否定を減らし、ポジティブな言葉を受け入れやすくする。

手当てC　ポジティブな評価を受け入れる

自己肯定感の低い人は、ほめられたり人から評価されたりしても素直に受け入れられません。ネガティブな言葉やしぐさに敏感になり、「やっぱり自分はだめなんだ」という結論に飛びつこうとします。

こうした傾向は、意識と無意識の両方のレベルに見られます。ポジティブな情報を否定していることに気づいている人もいれば、まったく気づいていない人もいます。

若い人の場合、とくに恋人との関係でこのことが問題になってきます。相手のほめ言葉を信じられないせいで、二人の関係性にも疑いが生じてくるからです。

つきあいが長いカップルの場合は、「どうせほめても嫌がるのだからほめないでおこう」という態度が増えてくるようです。しかしそうすると、その人のネガティブな自己イメージは変わりませんから、やはり心の健康にはよくありません。

しかし、希望の持てる研究結果もあります[14]。人と関わるときの自己肯定感は、通常の自己肯定感とは分けて認識されることがあるようです。ですから恋人や夫婦、または友人との関係についてポジティブな認識を高めていけば、人間関係の文脈についてはポジティブな評価（いい恋人、つきあいやすい友人など）を受け入れやすくなります。

これは自己肯定感を高めるのに役立つだけでなく、人間関係を円滑にするうえでも有効です。

ほめられ上手になるエクササイズ

できれば週に1回以上のペースで、定期的におこないましょう。

1　仲のいい人（恋人、友人、家族など）にほめられたり、高く評価されたときのことを思いだしましょう。あなたの見た目や性格のことでも、行動や成果のことでもかまいません。そのときのことを紙に書き、なぜ相手はそのことをいいと思ったのか説明してください。

2　その特徴や行動について、あなたはどう思いますか？

3　その特徴や行動は、友情や恋愛や家族関係にどんな影響を与えてくれますか？
4　その特徴や行動は、人間関係以外の側面でどんなふうに役立ちますか？

手当てCのまとめ

用法・容量……ほめ言葉を受け入れられるようになるまで、定期的に実行する。自分を否定したい気分になったときにも実行する。

主な効果……ポジティブな言葉を受け入れやすくして、人間関係についての自信を高める。

その他の効果……無力感や傷つきやすさを軽減し、いやなことがあっても折れない心をつくる。

手当てD　要求を伝えて現実を改善する

自信がなくて友人たちにお金を巻き上げられていたボーは、お金をとられるたびに「またお金を渡してしまった、自分ってだめだなあ」という気分になっていました。

そして友人たちは、ボーのことをどんどん軽んじるようになっていきました。

このように他人に貶《おとし》められつづけていると、自己肯定感を保つことは非常に難しくなります。自分を尊重してもらうために、声を上げなくてはいけません。

自己肯定感を高めるためには、相手に要求を伝えて、現実を変えていくことも必要なのです。[15]

私はボーに、お金を貸している友人のリストをつくるように言いました。そして、誰に対してなら要求を伝えられるかを考えてもらいました。

ボーはティモシーという友人の名をあげました。ティモシーなら貸している金額も少ないし、それほど親しくない相手なので、仮に失敗してケンカ別れになってもダメージが少なくてすみます。

次にボーは、ティモシーにお金を返してもらうための行動プランをつくりました。行動プランについては慎重に、戦略的に考える必要があります。相手の心理や欲求を理解し、上手に駆け引きしなくてはいけません。

まずは情報を整理し、相手を知ることが大切です。

たとえばボーは、「友人たちが自分のことをうらやんでいる」ということに気づきました。ボーの収入がいいので、別にお金を返さなくてもいいじゃないかと考えていたようです。

しかしボーは、友人の金使いが荒いことを知っていました。週に何百ドルも遊びのために使っているのです。それなら、少しずつでもお金を返すことは可能なはずです。

そのように必要な情報が集まったら、次は伝え方を考える必要があります。

いきなり上から目線で「お金を全額返せ！」と言っても、相手はいやな気分になるだけです。無理な要求をすれば、意地でも返したくなくなるかもしれません。

そこでボーは、無理のない返済スケジュールを考え、冷静な筆致の手紙を書いてティモシーにそのプランを伝えました。

その結果、ティモシーは無事に初回の小切手を送り返してくれました。うれしいことに、謝罪の言葉もそえられていました。

ボーはこの調子で、だんだん難しい相手にも要求を伝えられるようになりました。そして課題をひとつ解決するごとに、彼の自己肯定感は着実に上がっていったのです。

もちろん、最初からうまくいくとはかぎりません。何事も練習が必要です。

まずは簡単なことから始めて、小さな成功体験を積み重ねましょう。そうして自分に自信がつけば、どんな相手にも自信を持って立ち向かえるようになります。

要求を上手に伝えるエクササイズ

1　日々の生活のなかで、思うようにいかずフラストレーションを感じていることは何でしょうか。人間関係、仕事・勉強、家族、趣味、お金など、幅広いジャンルからすべてあげてください。
たとえば「家族」のジャンルなら、「家事分担」「会話が少ない」「育児方針の違い」などが考えられます。

2　その項目を、コントロールしやすく、失敗しても被害が少ない順に並べてください。人間関係のなかでも、あまり会わない知り合いなど、仮にケンカして嫌われても我慢できる人から順に並べましょう。絶対になくしたくないものや、難易度の高いものは、順序を後ろのほうにします。

3　できあがったリストをもとに、改善のための行動プランを考えましょう。どうすればうまくいくかを戦略的に考えて、無理のないプランを立ててください。

ひとつの項目で成功したら、次の項目に挑戦しましょう。ゆっくりでいいので、簡単なことから少しずつ進めていきましょう。

手当てDのまとめ

用法・容量……簡単なことからひとつずつ、リストのすべての項目を完了するまで実行する。

主な効果……自分の力でものごとを変えられるという自信がつき、はっきりと自己主張ができるようになる。現実的な問題を改善できる。

その他の効果……無力感や傷つきやすさを軽減し、いやなことがあっても折れない心をつくる。

手当てE　もっと自分を好きになれるようになる

自分を好きになるためには、好きになれるような自分になることも大切です。

つまり、目標に向かって着実に努力し、自分の力を高めるということです。そうすれば自分をもっと信頼し、好きになることができます。

そのために必要なのが、意志力です。

意志力は生まれつきの資質のように言われることも多いのですが、そんなことはありません。体の筋肉と同じように、日々の使い方によって強くも弱くもなります[16]。

意志力を鍛えるためには、正しいトレーニング法を知っておく必要があります。まちがった使い方をすれば、意志力の筋肉を傷めてしまう恐れがあるからです。

まず覚えておきたいのは、**意志力の筋肉は使いすぎると疲れる**という事実です。もともと意志力の筋肉が強い人もいますが、それでも限界があります。鍛えたいからといって、一気に負荷をかけすぎるのはよくありません。

また、意志力はいろいろな場面で使うものですが、その源はひとつしかありません。ひとつのことに意志力を使うと、別のことに使える意志力が減るのです。

たとえば、上司を殴りたい衝動を抑えるのに意志力を使い果たした日は、家に帰ってから甘いものの誘惑に勝つのが難しくなります。

さらに厄介なことに、意志力の筋肉は、ほかの知的・心理的活動に使われたときにも疲れてしまいます。難しい問題を考えたり、大きな決断をしたりすると、意志力に使えるエネルギーが減るのです。

意志力を最大限に活用するためには、**意志力を少しずつ鍛えるのと同時に、よけいな誘惑や判断で意志力を無駄遣いしないように注意する**ことが大切です。

意志力の筋肉をつけるためには、簡単なタスクを自分に課して、日々の生活のなかで意志力を使う練習をするのが効果的です[17]。

たとえば、正しい姿勢を心がけること。甘いものを避けること。何かするときに、利き手でないほうの手を使うこと。

このように、簡単だけれど自然にはできないことを日々おこなうことは、意志力を鍛えるためのいいトレーニングになります。まずは1カ月を目安に、毎日続けてみましょう。トレーニングを続けることで意志力が鍛えられ、禁煙や買い物依存の改善、怒りのコントロールなどに効果が上がったという研究結果が多数報告されています。

日常生活で意志力を鍛えるエクササイズ

朝8時から夕方6時までのあいだ、なるべく利き手でないほうの手を使って生活してみましょう（生活時間が夜型の人は、適宜調整してください）。

以下の例を参考に、１日のいろいろな行動を利き手でない手に置き換えてください。

例
・歯みがき
・ドアを開ける
・パソコンのマウスを使う
・飲み物のグラスを持つ（熱い飲み物はこぼれると困るのでやめておきましょう）
・髪の毛のブラッシング
・箸やフォークを使う
・物を持ち運ぶ（割れ物はやめておきましょう）

左右両利きの人は、このエクササイズの代わりに、姿勢をよくするエクササイズをやってみましょう。

仕事や勉強をするときも、歩くときも、料理をするときも、つねに背すじを伸ばして正しい姿勢を心がけます。

猫背になっていたり、背もたれに寄りかかっていることに気づいたら、すぐに姿勢を正しましょう。

空腹は意志力を低下させる

どんな筋肉も、正しい栄養がなければ発達しません。

意志力の筋肉に必要な栄養は、グルコース（糖分）です。

血糖値が下がっているときには、意志力や判断力を必要とする活動が難しくなります。

ある実験では、参加者たちに頭を使う活動をさせて脳のグルコース量を低下させ、そのあとで参加者の半数には砂糖入りのレモネードを、残り半数には人工甘味料を使った糖質ゼロのレモネードを与えました。[18]

15分後（飲み物が吸収されたころ）、砂糖入りのレモネードを飲んだ参加者は脳の疲れがとれて、意志力も回復していました。一方、人工甘味料入りのレモネードを飲んだ参加者は、意志力がそれより大きく下がる結果となりました。

意志力を働かせるためには、適量の糖分が不可欠だということです。

食事を抜くなどして血糖値が下がっていると、意志力のレベルも低下します。きちんと食事をして栄養をとることは、体だけでなく、心の健康にも不可欠なことなのです。

ちなみに睡眠不足も、意志力に大きなダメージを与えることがわかっています。[19]

意志力を最大限に発揮するために、毎日きちんと栄養と睡眠をとり、規則正しい生活を心がけましょう。

誘惑から身を守る4つのテクニック

人は1日平均3〜4時間のあいだ、何らかの形で意志力を行使しています[20]。ダイエットをしている人は食べ物の誘惑に囲まれていますし、禁煙している人は誰かがタバコを吸うのを見るたびに吸いたくてしかたなくなります。禁酒している人は買い物や外食のたびに試練に直面しますし、試験勉強に打ち込む学生はテレビやインターネットの誘惑に日々さらされています。

そうした**誘惑に負けないための最良の方法は、そもそも誘惑に出会わないようにすることです**[21]。自分の意志力を過信せず、避けられることはなるべく避けて暮らしましょう。

とはいえ、どうしても誘惑にさらされる機会というのはあります。そんなときは、これから紹介するテクニックを使って、上手に誘惑から身を守りましょう。

1　脳にリスクを思いださせる

脳のなかでは、報酬を求めるシステムと、リスクを避けようとするシステムが別々に働いています。

誘惑に出会うと、報酬システムは「それがほしい！」と主張し、リスクシステムは「やめておけ！」と主張します。そして往々にして、報酬システムが勝つのです。

報酬システムを黙らせることはできませんが、リスクシステムを応援することは可能です。

たとえば、禁酒中なのにお酒の誘惑に駆られたときは、前回飲みすぎてひどい醜態をさらしたことを思いだしましょう。どうせ1杯でやめられるわけがないのです。

翌日どんなに後悔したでしょうか。あれだけ禁酒を宣言していたのに、家族や友人をどれだけ失望させたでしょうか。

また、そもそも禁酒を始めたときのことを思いだしてください。どんなきっかけで、どうして禁酒をしようと思ったのでしょう。ここで飲んだら、今までの努力が無駄になるのではないでしょうか。

あらかじめこうしたことを紙やスマホに書いておき、誘惑を感じたらそれを読み返してリスクシステムに注意を呼びかけましょう。最初の衝動を抑えるだけの時間がかせげれば、うまく誘惑を乗り越えられる可能性が高まります。

2　誘惑に負けても絶望しない

誘惑に負けたとき、私たちは落胆のあまり、投げやりになる傾向があります。

「結局、飲んでしまうんだ……」

「ああもう、ダイエットが台無し！」

そして失敗した勢いでやけになり、禁酒やダイエットをすっかり投げだしてしまうのです。どうせまたやり直しだから、今のうちに好きなだけ味わっておこうというわけです。

しかし、それでは後悔は深まり、目標は遠のくばかりです。

誘惑に負けてもくよくよせず、意志力の筋肉が疲れていたのだと考えましょう。一度誘惑に負けたからといって、おしまいではありません。

意志力に栄養と休息を与えて、また続きにとりかかりましょう。

3　誘惑のきっかけを避ける

誘惑に負けるのは、誘惑を引き起こすきっかけがあるからです。

人は何かの条件を与えられると、何かの行動をしようとします。きっかけと行動が密接に結びついているのです。

ある実験では、映画好きな人たちに湿気たポップコーンを渡して映画を見せたところ、つくりたてのポップコーンと同じくらいよく食べました。[22]一方、同じ参加者たちにミュージック・ビデオを見せたときは、湿気たポップコーンにほとんど手をつけませんでした。映画を見ているからという理由で、おいしくもないポップコーンをどんどん口に入れてしまうのです。

悪い癖を直したいと思うなら、それを引き起こすきっかけに注意する必要があります。きっかけに出会わないように、できるだけ避けて生活するのです。

禁酒するなら、ビールが飲みたくなるお店に行くのをやめましょう。悪い誘いをしてくる友人に近づかないようにしましょう。テレビがきっかけになっているなら、テレビを見るのをしばらくやめてみましょう。

4　マインドフルネスを身につける

意志力を高めるためには、マインドフルネスがとても効果的です。

マインドフルネスとは、瞑想などのテクニックを使って、ありのままの状態を冷静に観察することです。判断や批判を保留して、第三者のように自分の心を見つめ、体が感じていることを確認します。

ダイエット中なのに食べたくてしかたなくなったとき、禁酒中に飲みたい衝動がやってきたときなど、マインドフルネスの実践によって欲望を受け流すことが可能になります。邪魔が入らない静かな環境を用意して、次のことを実践してください。

① リラックスして、自分の呼吸に集中する
目を閉じるのが怖くなければ、軽く閉じましょう。

② 欲望が心に押し寄せる様子を観察する
科学の実験のように、興味を持って客観的に観察しましょう。

③ 欲望の大きさが変動する様子を、グラフのようにイメージする
地震計が揺れを記録するように、欲望の波を頭のなかで記録しましょう。欲望がどのように大きくなり、どこから引いていくかを冷静に見守ります。

④ 自分の体の様子を観察する
欲望の波がやってきたとき、自分の体はどんな感じがするでしょうか。体の各部に、どんな変化が起こっているでしょうか。波が引いていくときはどうでしょうか。

⑤　欲望の波が静まるのを待つ

だんだん欲望の波が小さくなって消えていくのを見守りましょう。欲望の波は何度もやってきますが、やがて静まって消えていきます。

このとき呼吸に意識を向け、自分の体が欲望の波に揺らされる様子を観察しながら、欲望に屈することなく波が静まるのを待ちます。このやり方を普段から練習しておくと、いざ欲望の波に呑まれそうになったときにも、上手に切り抜けられるようになります。

手当てEのまとめ

用法・容量……目標が達成できるまで、毎日実行する。

主な効果……意志力を鍛え、目標を達成することで、自信と自己肯定感を高める。

◆こんなときは専門家に相談しよう

自己肯定感を高めるには、時間がかかります。まずは焦らず、この章で紹介した手当てを一つひとつ着実に実行しましょう。

なかなかエクササイズが実行できなかったり、いくらやっても効果が上がらないときは、医師やカウンセラーに相談してみることをおすすめします。

自己肯定感を邪魔する要素（怒鳴りつける上司、意地悪なパートナー、不景気でいつまでたっても仕事が見つからないとき、など）が存在する場合も、一度専門家の意見を聞いてみるといいでしょう。必要に応じて、状況を変えるためのアドバイスがもらえると思います。

自己肯定感が低いあまりに、自分や他人を傷つけたい気持ちになっているときは、すぐに助けが必要です。まずは最寄りの病院に行き、今後の対処について相談しましょう。

おわりに

生きていれば、誰もが傷つきます。

心の傷はこれまで専門家の領域とされ、軽い傷を自分で手当てする方法はほとんど論じられてきませんでした。そのせいで傷をどんどん悪化させ、病院に駆け込む人が少なくなかったのです。

この本で紹介した手当ては、心が傷ついたときのための救急箱です。病院に行くほどではないけれど、ヒリヒリと痛むようなときに、まずは救急箱を開いて手当てしてください。

普通の救急箱と同じように、ここには一般的な応急処置で必要になりそうな基本セットが入っています。人によっては、ある薬が多めに必要だったり、別の薬が不要だったり、もっと別の薬が必要になるかもしれません。

一般的な頭痛薬や風邪薬でも、人によって合うものや合わないものがあります。心の手当ての場合も、それは同じです。

試してみて合わなかったら、それは捨ててもかまいません。もっといい薬を見つけたら、それを追加するといいでしょう。自分の心に合うように、救急箱の中身をカスタマイズしてください。

各家庭にひとつ救急箱を用意し、子どもたちに心のいたわり方を教えましょう。歯みがきをするのと同じように、日々心のケアを忘れないようにしましょう。必要以上に悩んだり苦しんだりせず、上手に痛み止めを使えるようになりましょう。

心理学はまだ発展途上の科学ですが、必要な情報はだんだん出揃ってきています。この本では、現時点で手に入る最新の情報にもとづき、しっかりとした根拠のある治療法を紹介しました。

治療法がわからなかった時代とは違って、手を伸ばしさえすれば適切な痛み止めが手に入るのです。無理に苦しんだり、生活に支障が出るまで我慢する必要はありません。

心の混乱を鎮めて、友人や家族との衝突を減らし、より充実した生活を送ることが可能なのです。

必要なのは、正しいやり方を学び、それを日々実践することです。

心の健康に配慮することが当たり前になり、誰もが効果的な手当ての方法を知っているような、そんな世の中になることを私は願っています。

謝辞

私にこの本を書くように強く励ましてくれたのは、すぐれたエージェントであるミシェル・テスラーと、兄であり同僚であるギル・ウィンチでした。彼らがいなければこの本はけっして完成しなかったでしょう。根気強く支えてくれてありがとう。

構想段階から率直で有益なアドバイスをくれた編集者のキャロライン・サットンとブリトニー・ロス、そして忙しいなかで原稿を精読し、心理学のプロとして的確な指摘をしてくれた同僚やセラピストのみなさんに深く感謝します。

私が執筆に没頭してメールをろくに返さなくても我慢してくれた家族や友人のみんなも、本当にありがとう。

本文中に登場するのは、名前や詳細は変えていますが、私のセラピーを受けてくれた実際の患者さんたちです。

新しいアプローチの心理療法を積極的に受け入れて実践し、率直な意見や貴重なフィードバックを与えてくれたみなさんに心からの感謝と尊敬を捧げます。

▒原注

第１章

[1] K. D. Williams, "Ostracism," Annual Review of Psychology 28 (2007): 425-52.

[2] 同上；Z. Chen, K. D. Williams, J. Fitness, and N. C. Newton, "When hurt will not heal: Exploring the capacity to relive social and physical pain," Psychological Science 19 (2008): 789-95.

[3] G. MacDonald and M. R. Leary, "Why does social exclusion hurt? The relationship between social and physical pain," Psychology Bulletin 131 (2005): 202-23.

[4] K. D. Williams and L. Zadro, "Ostracism: the indiscriminate early detection system," in The Social Outcast: Ostracism, Social Exclusion, Rejection, and Bullying, edited by K. D. Williams and W. Von Hippel (New York: Psychology Press, 2005), 19-34.

[5] N. I. Eisenberger, M. D. Lieberman, and K. D. Williams, "Does rejection hurt? An fMRI study of social exclusion," Science 302 (2003): 290-92.

[6] N. C. DeWall, G. McDonald, G. D. Webster, C. L. Masten, R. F. Baumeister, C. Powell, D. Combs, D. R. Schurtz, T. F. Stillman, D. M. Tice, and N. L. Eisenberger, "Acetaminophen reduces social pain," Psychological Science 21 (2010): 931-37.

[7] L. Zadro, K. D. Williams, and R. Richardson, "How low can you go? Ostracism by a computer lowers belonging, control, self-esteem, and meaningful existence," Journal of Experimental Social Psychology 40 (2004): 560-67.

[8] K. Gonsalkorale and K. D. Williams, "The KKK won't let me play: Ostracism even by a despised outgroup hurts," European Journal of Social Psychology 37 (2007): 1176-86.

[9] I. Van Beest, K. D. Williams, and E. Van Dijk, "Cyberbomb: Effects of being ostracized from a death game," Group Processes and Intergroup

Relations (2011): 1-16.
[10] M. R. Leary, J. M. Twenge, and E. Quinlivan, "Interpersonal rejection as a determinant of anger and aggression," Personality and Social Psychology Review 10 (2006): 111-32.
[11] Office of the Surgeon General 2001 Youth Violence: A report of the Surgeon General, U.S. Department of Health and Human Services. http://www.mentalhealth.org/youthviolence/default.asp.
[12] G. W. Barnard, H. Vera, M. I. Vera, and G. Newman, "Till death do us part: A study of spouse murder," Bulletin of the American Academy of Psychiatry and the Law 10 (1982): 271-80.
[13] M. R. Leary, R. M. Kowalski, L. Smith, and S. Phillips, "Teasing, rejection, and violence: Case studies of the school shootings," Aggressive Behavior 29 (2003): 202-14.
[14] L. Vandevelde and M. Miyahara, "Impact of group rejections from a physical activity on physical self-esteem among university students," Social Psychology of Education 8 (2005): 65-81.
[15] R. F. Baumeister and M. R. Leary, "The need to belong: Desire for interpersonal attachments as a fundamental human motivation," Psychological Bulletin 117 (1995): 497-529.
[16] D. K. Sherman and G. L. Cohen, "The psychology of self-defense: Self-affrmation theory," in Advances in Experimental Social Psychology, Vol. 38, edited by M. P. Zanna (San Diego, CA: Academic Press, 2006): 183-242.
[17] J. M. Twenge, L. Zhang, K. R. Catanese, B. Dolan-Pascoe, L. F. Lyche, and R. F. Baumeister, "Replenishing connectedness: Reminders of social activity reduce aggression after social exclusion," British Journal of Social Psychology 46 (2007): 205-24.
[18] E. F. Gross, "Logging on, bouncing back: An experimental investigation of online communication following social exclusion," Developmental Psychology 45 (2009): 1787-93.
[19] S. Noh and V. Kasper, "Perceived discrimination and depression: Moderating effects of coping, acculturation, and ethnic support," American

Journal of Public Health 93 (2003): 232-38.
[20] S. E. Taylor, R. L. Falke, S. J. Shoptaw, and R. R. Lichtman, "Social support, support groups, and the cancer patient," Journal of Consulting and Clinical Psychology 54 (1986): 608-15.
[21] W. L. Gardner, C. L. Pickett, and M. Knowles, "Social snacking and shielding: Using social symbols, selves, and surrogates in the service of belonging needs," in The Social Outcast: Ostracism, Social Exclusion, Rejection, and Bullying, edited by K. D. Williams and W. Von Hippel (New York: Psychology Press, 2005), 227-42.

第2章

[1] http://www.census.gov/newsroom/releases/archives/families_households/cb10-174.html.
[2] J. T. Cacioppo and L. C. Hawkley, "People thinking about people: The vicious cycle of being a social outcast in one's own mind," in The Social Outcast: Ostracism, Social Exclusion, Rejection, and Bullying, edited by K. D. Williams and W. Von Hippel (New York: Psychology Press, 2005), 91-108.
[3] C. M. Masi, H. Chen, L. C. Hawkley, and J. T. Cacioppo, "A meta-analysis of interventions to reduce loneliness," Personality and Social Psychology Review 15(3) (2011): 219-66.
[4] 同上.
[5] S. D. Pressman, S. Cohen, G. E. Miller, A. Barkin, and B. Rabin, "Loneliness, social network size, and immune response to influenza vaccination in college freshmen," Health Psychology, 24(3) (2005): 297-306.
[6] J. Holt-Lunstad, T. B. Smith, and J. B. Layton, "Social relationships and mortality risk: A meta-analytic review," Public Library of Science Medicine 7 (2010): 1-20.
[7] L. C. Hawkley and J. T. Cacioppo, "Loneliness matters: A theoretical and empirical review of consequences and mechanisms," Annals of Behavioral Medicine 40 (2010): 218-27.
[8] R. F. Baumeister, J. M. Twenge, and C. K. Nuss, "Effects of social exclusion

on cognitive processes: Anticipated aloneness reduces intelligent thought," Journal of Personality and Social Psychology 83 (2002): 817-27.
[9] S. Duck, K. Pond, and G. Leatham, "Loneliness and the evaluation of relational events," Journal of Social and Personal Relationships 11 (1994): 253-76.
[10] K. J. Rotenberg and J. Kmill, "Perception of lonely and non-lonely persons as a function of individual differences in loneliness," Journal of Social and Personal Relationships 9 (1992): 325-30.
[11] S. Lau and G. E. Gruen, "The social stigma of loneliness: Effect of target person's and perceiver's sex," Personality and Social Psychology Bulletin 18 (1992): 182-89.
[12] J. T. Cacioppo and L. C. Hawkley, "People thinking about people: The vicious cycle of being a social outcast in one's own mind," in The Social Outcast: Ostracism, Social Exclusion, Rejection, and Bullying, edited by K. D. Williams and W. Von Hippel (New York: Psychology Press, 2005), 91-108.
[13] 同上.
[14] N. Epley and E. M. Caruso, "Perspective taking: Misstepping into others' shoes," in Handbook of Imagination and Mental Simulation, edited by K. D. Markman, W. M. P. Klein, and J. A. Suhr (New York: Psychology Press, 2009) 295-309.
[15] W. B. Swann and M. J. Gill, "Confidence and accuracy in person perception: Do we know what we think we know about our relationship partners?" Journal of Personality and Social Psychology 73 (1997): 747-57.
[16] J. Flora and C. Segrin, "Affect and behavioral involvement in spousal complaints and compliments," Journal of Family Psychology 14 (000): 641-57.
[17] S. H. Konrath, E. H. O'Brien, and C. Hsing, "Changes in dispositional empathy in American college students over time: A meta-analysis," Personality and Social Psychology Review 15 (2011): 180-98.
[18] T. Fokkema and K. Knipscheer, "Escape loneliness by going digital: A quantitative and qualitative evaluation of a Dutch experiment in using ECT to overcome loneliness among older adults," Aging and Mental Health 11

(2007): 496-504.
[19] E. J. Finkel, P. W. Eastwick, B. R. Karney, H. T. Reis, and S. Sprecher, "Online dating: A critical analysis from the perspective of psychological science," Psychological Science in the Public Interest 13 (2012): 3-66.
[20] M. Cattan, N. Kime, and M. Bagnall, "The use of telephone befriending in low level support for socially isolated older people?an evaluation," Health and Social Care in the Community 19 (2011): 198-206.
[21] M. R. Banks and W. A. Banks, "The effects of group and individual animal-assisted therapy on loneliness in residents of long-term care facilities," Anthrozoos 18 (2005): 396-408; interview with the study's author: http://www.slu.edu/readstory/more/6391.

第3章

[1] R. G. Tedeschi and L. G. Calhoun, "Posttraumatic growth: Conceptual foundations and empirical evidence," Psychological Inquiry 15 (2004):1-18.
[2] We often move past the most acute stages of grief and adjustment after six months: J. M. Holland, J. M. Currier, and R. A. Neimeyer, "Meaning reconstruction in the first two years of bereavement: The role of sense-making and benefit-finding," Omega 53 (2006): 175-91.
[3] R. A. Neimeyer, "Restorying loss: Fostering growth in the posttraumatic narrative," in Handbook of Posttraumatic Growth: Research and Practice, edited by L. Calhoun and R. Tedeschi (Mahwah, NJ: Lawrence Erlbaum, 2006), 68-80.
[4] R. Janoff-Bulman and C. M. Frantz, "The impact of trauma on meaning: From meaningless world to meaningful life," in The Transformation of Meaning in Psychological Therapies: Integrating Theory and Practice, edited by M. Power and C. R. Brewin (Sussex, England: Wiley, 1997), 91-106.
[5] 同上.
[6] J. M. Holland and R. A. Neimeyer, "An examination of stage theory of grief among individuals bereaved by natural and violent causes: A meaning-oriented contribution," Omega 61 (2010): 103-20.

[7] Jonah Lehrer's article from February 2012 in Wired:
http://www.wired.com/magazine/2012/02/_forgettingpill/all/1.
[8] M. D. Seery, R. C. Silver, E. A. Holman, W. A. Ence, and T. Q. Chu, "Expressing thoughts and feelings following a collective trauma: Immediate responses to 9/11 predict negative outcomes in a national sample," Journal of Consulting and Clinical Psychology 76(2008): 657-67.
[9] 同上.
[10] L. C. Park, "Making sense of the meaning literature: An integrative review of meaning making and its effects on adjustment to stressful life events," Psychological Bulletin 136 (2010): 257-301.
[11] J. M. Holland, J. M. Currier, R. A. Neimeyer, "Meaning reconstruction in the first two years of bereavement: the role of sense-making and benefit-finding," Omega 53 (2006): 175-91.
[12] O. Ayduk and E. Kross, "From a distance: Implications of spontaneous self-distancing for adaptive self-reflection," Journal of Personality and Social Psychology 98 (2010): 809-29.
[13] L. J. Kray, L. G. George, K. A. Liljenquist, A. D. Galinsky, P. E. Tetlock, and N. J. Roese, "From what might have been to what must have been: Counterfactual thinking creates meaning," Journal of Personality and Social Psychology 98 (2011): 106-18.
[14] S. E. Hobfoll, B. J. Hall, D. Canetti-Nisim, S. Galea, R. J. Johnson, and P. A. Palmieri, "Refining our understanding of traumatic growth in the face of terrorism: Moving from meaning cognitions to doing what is meaningful," Applied Psychology: An International Review 56 (2006): 345-66.

第4章

[1] R. F. Baumeister, H. T. Reis, and P. A. E. G. Delespaul, "Subjective and experimental correlates of guilt in daily life," Personality and Social Psychology Bulletin 21 (1995): 1256-68.
[2] 同上.
[3] R. F. Baumeister, A. M. Stillwell, and T. F. Heatherton, "Guilt: An

interpersonal approach," Psychological Bulletin 115(1994): 243-67.
[4] R. Fehr and M. J. Gelfand, "When apologies work: How matching apology components to victims' self-construals facilitates forgiveness," Organizational Behavior and Human Decision Processes 113 (2010): 37-50.
[5] M. J. A. Wohl, T. A. Pychyl, and S. H. Bennett, "I forgive myself, now I can study: How self-forgiveness for procrastinating can reduce future procrastination," Personality and Individual Differences 48 (2010): 803-8.
[6] Y. Zemack-Rugar, J. R. Bettman, and G. J. Fitzsimons, "The effects of nonconsciously priming emotion concepts on behavior," Journal of Personality and Social Psychology 93 (2007): 927-39.
[7] R. M. A. Nelissen, "Guilt-induced self-punishment as a sign of remorse," Social Psychological and Personality Science 3 (2012): 139-44.
[8] 同上.
[9] B. Bastian, J. Jetten, and F. Fasoli, "Cleansing the soul by hurting the flesh: The guilt-reducing effect of pain," Psychological Science 22 (2011): 334-35.
[10] R. M. A. Nelissen and M. Zeelenberg, "When guilt evokes self-punishment: Evidence for the existence of a Dobby effect," Emotion 9 (2009): 118-22.
[11] C. E. Cryder, S. Springer, and C. K. Morewedge, "Guilty feelings, targeted actions," Personality and Social Psychology Bulletin 38 (2012): 607-18.
[12] R. Fehr and M. J. Gelfand, "When apologies work: How matching apology components to victims' self-construals facilitates forgiveness," Organizational Behavior and Human Decision Processes 113(2010): 37-50.
[13] 同上.
[14] J. H. Hall and F. D. Fincham, "Self-forgiveness: The stepchild of forgiveness research," Journal of Social and Clinical Psychology 24 (2005): 621-37.
[15] M. J. A. Wohl, T. A. Pychyl, and S. H. Bennett, "I forgive myself, now I can study: How self-forgiveness for procrastinating can reduce future procrastination," Personality and Individual Differences 48 (2010): 803-8.

第5章

[1] S. Nolen-Hoeksema, B. E. Wisco, and S. Lyubomirsky, "Rethinking rumination," Perspectives on Psychological Science 3 (2008) 400-424.

[2] 同上.

[3] G. J. Haeffel, "When self-help is no help: Traditional cognitive skills training does not prevent depressive symptoms in people who ruminate," Behaviour Research and Therapy 28 (2010): 152-57.

[4] B. J. Bushman, A. M. Bonacci, W. C. Pederson, E. A. Vasquez, and M. Norman, "Chewing on it can chew you up: Effects of rumination on triggered displaced aggression," Journal of Personality and Social Psychology 88 (2005): 969-83.

[5] 同上.

[6] S. Nolen-Hoeksema, B. E. Wisco, and S. Lyubomirsky, "Rethinking rumination," Perspectives on Psychological Science 3 (2008): 400-424.

[7] S. Lyubomirsky, F. Kasri, O. Chang, and I. Chung, "Ruminative response styles and delay of seeking diagnosis for breast cancer symptoms," Journal of Social and Clinical Psychology 25 (2006): 276-304.

[8] P. Aymanns, S. H. Filipp, and T. Klauer, "Family support and coping with cancer: Some determinants and adaptive correlates," British Journal of Social Psychology 34 (1995): 107-24.

[9] O. Ayduk and E. Kross, "From a distance: Implications of spontaneous self-distancing for adaptive self-reflection," 98 (2010): 809-29.

[10] E. Kross and O. Ayduk, "Facilitating adaptive emotional analysis: Distinguishing distanced-analysis of depressive experiences from immersed-analysis and distraction," Personality and Social Psychology Bulletin 34 (2008): 924-38.

[11] D. M. Wegner, D. J. Schneider, S. R. Carter III, and T. L. White, "Paradoxical effects of thought suppression," Journal of Personality and Social Psychology 53 (1987): 5-13.

[12] S. NolenHoeksema, B. E. Wisco, and S. Lyubomirsky, "Rethinking

rumination," Perspectives on Psychological Science 3 (2008): 400-424.
[13] 同上.
[14] B. J. Bushman, "Does venting anger feed or extinguish the flame? Catharsis, rumination, distraction, anger, and aggressive responding," Personality and Social Psychology Bulletin 28 (2002): 724-31.
[15] O. P. John and J. J. Gross, "Healthy and unhealthy emotion regulation: Personality processes, individual differences, and lifespan de-velopment," Journal of Personality 72 (2004): 1301-33.
[16] R. H. Bremner, S. L. Koole, and B. J. Bushman, "Pray for those who mistreat you: Effects of prayer on anger and aggression," Personality and Social Psychology Bulletin 37 (2011): 830-37.

第6章

[1] J. K. Witt and T. Dorsch, "Kicking to bigger uprights: Field goal kicking performance influences perceived size," Perception 38 (2009): 1328-40.
[2] L. D. Young and J. M. Allin, "Persistence of learned helplessness in humans," Journal of General Psychology 113 (1986): 81-88.
[3] 同上.
[4] R. Hembree, "Correlates, Causes, Effects, and Treatment of Test Anxiety," Review of Educational Research 58 (1988): 47-77.
[5] S. Spencer, C. M. Steele, and D. M. Quinn, "Stereotype threat and women's math performance," Journal of Experimental Social Psychology 35 (1999): 4-28.
[6] A. J. Martin, H. W. Marsh, and R. L. Debus, "Self-handicapping and defensive pessimism: A model of selfprotection from a longitudinal perspective," Contemporary Educational Psychology 28 (2003): 1-36.
[7] M. S. DeCaro, R. D. Thomas, N. B. Albert, and S. L. Beilock, "Choking under pressure: Multiple routes to skill failure," Journal of Experimental Psychology: General 140 (2011): 390-406.
[8] N. Bolger and D. Amarel, "Effects of social support visibility on adjustment to stress: Experimental evidence," Journal of Personality and

Social Psychology 92 (2007): 458-75.
[9] K. M. Sheldon, N. Abad, Y. Ferguson, A. Gunz, L. Houser-Marko, C. P. Nichols, and S. Lyubomirsky, "Persistent pursuit of need-satisfying goals leads to increased happiness: A 6-month experimental longitudinal study," Motivation and Emotion 34 (2010): 39-48.
[10] C. A. Sarkisian, B. Weiner, C. Davis, and T. R. Prohaska, "Pilot test of attributional retraining intervention to raise walking levels in sedentary older adults," Journal of the American Geriatric Society 55 (2007): 1842-46.
[11] R. Koestner, N. Lekes, T. A. Powers, and E. Chicoine, "Attaining personal goals: Selfconcordance plus implementation intentions equals success," Journal of Personality and Social Psychology 83 (2002): 231-44.
[12] J. Stoeber and D. P. Janssen, "Perfectionism and coping with daily failures: Positive reframing helps achieve satisfaction at the end of the day," Anxiety, Stress, and Coping 24 (2011): 477-97.
[13] G. L. Cohen, J. Garcia, V. Purdie-Vaughns, N. Apfel, and P. Brzustoski, "Recursive processes in self-affirmation: Intervening to close the minority achievement gap," Science 324 (2009): 400-403.
[14] A. Miyake, L. E. Kost-Smith, N. D. Finkelstein, S. J. Pollock, G. L. Cohen, and T. A. Ito, "Reducing the gender achievement gap in college science: A classroom study of values affirmation," Science 330 (2010): 1234-37.

第7章

[1] K. D. Neff, "Self-compassion, self-esteem, and wellbeing," Social and Personality Psychology Compass 5 (2011): 1-12.
[2] 同上.
[3] E. Diener, B. Wolsic, and F. Fujita, "Physical attractiveness and subjective well-being," Journal of Personality and Social Psychology 69 (1995): 120-29.
[4] J. Greenberg, S. Solomon, T. Pyszczynski, A. Rosenblatt, J. Burling, D. Lyon, L. Simon, and E. Pinel, "Why do people need self-esteem? Converging evidence that self-esteem serves an anxiety-buffering function," Journal of Personality and Social Psychology 63 (1992): 913-22.

[5] K. Onoda, Y. Okamoto, K. Nakashima, H. Nittono, S. Yoshimura, S. Yamawaki, and M. Ura, "Does low self-esteem enhance social pain? The relationship between trait self-esteem and anterior cingulate cortex activation induced by ostracism," Social Cognitive and A ective Neuroscience 5 (2010): 385-91.
[6] J. D. Brown, "High self-esteem buffers negative feedback: Once more with feeling," Cognition and Emotion 24 (2010): 1389-1404.
[7] S. C. Lee-Flynn, G. Pomaki, A. DeLongis, J. C. Biesanz, and E. Puterman, "Daily cognitive appraisals, daily affect, and long-term depressive symptoms: The role of self-esteem and self-concept clarity in the stress process," Personality and Social Psychology Bulletin 37 (2011): 255-68.
[8] R. A. Josephs, J. Bosson, and C. G. Jacobs, "Self-esteem maintenance processes: Why low self-esteem may be resistant to change," Personality and Social Psychology Bulletin 29 (2003): 920-33.
[9] S. L. Murray, J. G. Holmes, G. MacDonald, and P. C. Ellsworth, "Through the looking glass darkly? When self-doubts turn into relationship insecurities," Journal of Personality and Social Psychology 75 (1998): 1459-80.
[10] R. F. Baumeister, J. D. Campbell, J. I. Krueger, and K. D. Vohs, "Does high self-esteem cause better performance, interpersonal success, happiness, or healthier lifestyles?" Psychological Science in the Public Interest 4 (2003): 1-44.
[11] M. L. Terry, M. R. Leary, and S. Mehta, "Self-compassion as a buffer against homesickness, depression, and dissatisfaction in the transition to college," Self and Identity, in press (2012).
[12] D. A. Sbarra, H. L. Smith, and M. R. Mehl, "When leaving your ex, love yourself: Observational ratings of self-compassion predict the course of emotional recovery following marital separation," Psychological Sciences 23 (2012): 261-69; K. D. Neff , "Self-compassion, self-esteem, and well-being," Social and Personality Psychology Compass 5 (2011): 1-12.
[13] C. R. Critcher, D. Dunning, and D. A. Armor, "When self-affirmations reduce defensiveness: Timing is key," Personality and Social Psychology

Bulletin 36 (2010): 947-59.
[14] D. A. Stinson, C. Logel, S. Shepherd, and M. P. Zanna, "Rewriting the self-fulfilling prophecy of social rejection: Self-affrmation improves relational security and social behavior up to 2 months later," Psychological Science 22 (2011): 1145-49.
[15] L. B. Cattanco and A. R. Chapman, "The process of empowerment: A model for use in research and practice," American Psychologist 65 (2010): 646-59.
[16] R. F. Baumeister, K. D. Vohs, and D. M. Tice, "The strength model of self-control," Current Directions in Psychological Science 16 (2007): 351-55.
[17] M. Muraven, "Building self-control strength: Practicing self-control leads to improved self-control performance," Journal of Experimental Social Psychology 46 (2010): 465-68.
[18] M. T. Gailliot, R. F. Baumeister, C. N. DeWall, J. K. Maner, E. A. Plant, D. M. Tice, L. E. Brewer, and B. J. Schmeichel, "Self-control relies on glucose as a limited energy source: Willpower is more than a metaphor," Journal of Personality and Social Psychology 92 (2007): 325-36.
[19] R. F. Baumeister, "Ego-depletion and self-control failure: An energy model of the self 's executive function," Self and Identity 1 (2002): 129-36.
[20] W. Hofmann, R. F. Baumeister, G. Förster, and K. D. Vohs, "Everyday temptations: An experience sampling study on desire, conflict, and self-control," Journal of Personality and Social Psychology 102 (2012): 1318-35.
[21] G. Lowenstein, "Out of control: Visceral influences on behavior," Organizational Behavior and Human Decision Processes 65 (1996): 272-92; L. F. Nordgren, F. van Harreveld, and J. van der Pligt, "The restraint bias: How the illusion of self-restraint promotes impulsive behavior," Psychological Science 20 (2009): 1523-28.
[22] D. T. Neal, W. Wood, M. Wu, and D. Kurlander, "The pull of the past: When do habits persist despite conflict with motives?" Personality and Social Psychology Bulletin 37 (2011): 1428-37.

【著者紹介】

ガイ・ウィンチ (Guy Winch, Ph.D.)

◉——心理学者。ニューヨーク大学で臨床心理学の博士号を取得後、セラピストとしてニューヨーク大学メディカルセンターに勤務。その後マンハッタンで開業し、20年以上にわたって心理療法を実践している。講演家としても定評があり、TEDトーク「感情にも応急手当が必要な理由」は370万回以上(2016年8月時点)視聴され「2015年で最も人気のトーク」にランクインした。「ハフィントン・ポスト」や心理学誌「サイコロジー・トゥデイ」にブログを寄稿している。他の著書に『The Squeaky Wheel』(未邦訳)がある。

【訳者紹介】

高橋　璃子 (たかはし・りこ)

◉——翻訳家。京都大学卒業。訳書に『エッセンシャル思考』『ヒラリー・クリントンの言葉』『「正義」は決められるのか?』『スタンフォード大学で一番人気の経済学入門』(いずれも、かんき出版)、『GDP——〈小さくて大きな数字〉の歴史』(みすず書房)、『ウォール街の物理学者』(早川書房)、共訳書に『オリバー・ストーンが語る もうひとつのアメリカ史 1』(早川書房)などがある。

NY《ニューヨーク》の人気《にんき》セラピストが教《おし》える
自分《じぶん》で心《こころ》を手当《てあ》てする方法《ほうほう》　〈検印廃止〉

2016年9月12日　第1刷発行
2017年3月13日　第5刷発行

著　者——ガイ・ウィンチ
訳　者——高橋　璃子
発行者——齊藤　龍男
発行所——株式会社かんき出版
東京都千代田区麹町4-1-4 西脇ビル　〒102-0083
電話　営業部:03(3262)8011㈹　編集部:03(3262)8012㈹
FAX　03(3234)4421　振替　00100-2-62304
http://www.kanki-pub.co.jp/

印刷所——大日本印刷株式会社

ISBN978-4-7612-7206-7 C0011